JN076093

Web 動画付録
ユーザー ID & パスワード

　Web 動画の視聴に必要なユーザー ID とパスワードは, こちらに記載されております. シール (銀色部分) を削ってご覧ください.

＊

【注意事項】

　Web 動画への利用ライセンスは, 本書1冊につき1つ, 個人所有者1名に対して与えられるものです. 第三者へのユーザー ID, パスワードの提供・開示は固く禁じます. また, 図書館・図書施設など複数人の利用を前提とする場合は, 本 Web 動画を利用することができません.

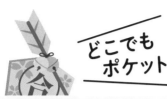

どこでも
ポケット

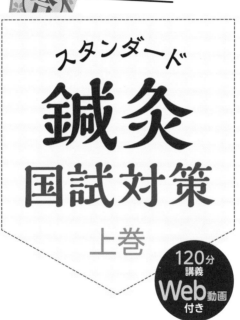

スタンダード

鍼灸

国試対策

上巻

120分
講義
Web動画
付き

編集　医療系国試対策研究会

HUMAN PRESS

はり師・きゅう師国家試験の
近年の傾向と合格に向けて

　多少の増減はありますが，はり師・きゅう師国家試験（以下，国家試験）の新卒者と既卒者を合わせた合格率は75%前後（**図1**），新卒者のみの合格率でみると90%前後と低くはありません．既卒者の合格率が20%前後のため，全体の合格率を押し下げているのです．新卒者のみの合格率が90%台であることから，難易度が高い試験には思えないかもしれません．しかし，この90%台の合格率を鵜呑みにしてはいけません．ここでいう新卒者とは多くの学校で行われる卒業試験をクリアーし，はり師・きゅう師国家試験を受験した人を

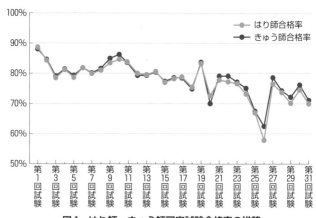

図1　はり師・きゅう師国家試験合格率の推移

指します．つまり，受験年度の4月に進級したすべての3年生が受験できるわけではありません．多くの学校が卒業試験によって10%前後の生徒をふるい落としています．これを考慮すると，卒業試験をクリアーし，国家試験に1回の受験で合格できる人は80%前後ではないでしょうか．つまり，はり師・きゅう師国家試験はそれなりの難易度だということです．卒業と国家試験一発合格を目指すのであれば，学内順位で下位20%に入らないことです．これが目安です．

さて，実質的な合格率が80%前後であることを考えると，限られた時間で合格を勝ちとることは困難であるため，効率的な勉強が必要になります．毎日4～5時間勉強したとしても1年間で1,500時間弱しかとれません（学校での授業は含めないほうがよいでしょう）．必要な教科は10科目を超えますから，1教科あたり100時間前後の勉強時間しかとることができません．教科書の熟読や自分で重要ポイントをまとめるような勉強を行う時間的余裕は，ほぼないのではないでしょうか．そこでお勧めしたいのが本書のような受験対策本です．受験対策本は過去問の分析を行い，暗記すべき最低限の知識が記載されています．本書も含めて一般的な受験対策本は，国家試験の一般問題で7割前後の得点が可能なように作成されています．自分で要点のまとめを作成するよりも効率的であり，内容的にも確かなものになるでしょう．さらに，受験対策本に足りない情報などは直接書き込み，自分オリジナルの対策本に仕上げて，過去問題集や模試問題のやり直しなどで補強することで，合格を確実なものとしてください．

執筆者一覧

井手　貴治　東亜大学 人間科学部 教授（歯科医師）

片岡　綾子　薬剤師 博士（薬学）

稲田　　久　横浜医療専門学校 鍼灸科学科長（鍼灸師）

山﨑　康平　鍼灸師，あん摩マッサージ指圧師

堀之内貴一　福岡天神医療リハビリ専門学校 鍼灸学科長（鍼灸師）

近藤　史生　紺堂はりきゅうつぼ治療院 院長（鍼灸師）

林田　弥子　鍼灸こひろ治療院 院長（鍼灸師）

德江　謙太　日本医学柔整鍼灸専門学校（鍼灸師，柔道整復師）

川上　智史　桐生大学 医療保健学部 准教授（臨床検査技師）

小笠原史明　医療系国家試験対策研究会 柔整コース長（柔道整復師）

工藤早栄子　吉野内科・神経内科医院 リハビリテーション科
　　　　　　（理学療法士）

若月　康次　東海医療科学専門学校（柔道整復師）

馬場　泰行　新潟柔整専門学校 副学科長（柔道整復師，鍼灸師）

田中　輝男　九州大学 名誉教授（歯科医師，薬剤師）

正木　基之　横浜医療専門学校（鍼灸師科）

北村　　菜　横浜医療専門学校（鍼灸師科）

早野　大孝　福岡天神医療リハビリ専門学校（鍼灸師）

皆川　　剛　皆川鍼灸マッサージ療院 院長（鍼灸師）

牛島健太郎　山陽小野田市立山口東京理科大学 薬学部 教授（薬剤師）

鶴留　優也　山陽小野田市立山口東京理科大学 薬学部 助教（薬剤師）

本書の特徴と使い方

　本書は，鍼灸師国家試験の出題基準に準拠し，過去
に出題された内容と今後に出題が予想される内容の要
点を短文にまとめ，効率よく学習ができるよう作成し
ております．国家試験の対策をこれから始める人や，
国家試験直前の知識の総復習に適しております．国家
試験に合格するためには必要な内容となりますので，
完璧に暗記できるよう何度も繰り返し学習してください．

文章の内容を
暗記した後，
赤シートを利用
して赤字の重要
語句を隠して
問題にチャレン
ジしてください

十分に理解し，記
憶に定着したら
チェックボックス
にチェックを入れ
ましょう

Web 動画の視聴方法

　本書では，専用サイトで各項目に関連した Web 動画を視聴できます．PC（Windows/Macintosh），iPad/iPhone，Android 端末からご覧いただけます．以下の手順にて専用サイトにアクセスしてご覧ください．

利用手順

1 ヒューマン・プレスのホームページにアクセス

https://human-press.jp

ヒューマン・プレス	検索

2 ホームページ内の「国試対策 Web 動画」バナーをクリック

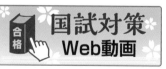

❸ ユーザ登録

- ▶「ユーザ登録説明・利用同意」に同意していただき，お名前・メールアドレス・パスワードをご入力ください．
- ▶ご入力後，登録いただきましたメールアドレスに「ユーザ登録のご確認」のメールが届きます．メール内のURLにアクセスしていただけると，ユーザ登録完了となります．

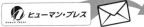

❹ Web 動画を視聴する

- ▶ご登録いただきましたメールアドレスとパスワードでログインしてください．
- ▶ログインしていただくと「Web動画付き書籍一覧」の画面となりますので，ご購入いただきました書籍の「動画閲覧ページへ」をクリックしてください．
- ▶ユーザIDとパスワードは，表紙裏のシール（銀色部分）を削ると記載されています．入力画面にユーザIDとパスワードを入力し，「動画を閲覧する」をクリックすると，動画の目次が立ち上がりますので，項目を選んで視聴してください．

※ユーザID・パスワードにつきましては，1度入力しますとログイン中のユーザ情報を使用履歴として保持いたしますので，別のユーザ情報でログインした場合には動画の閲覧はできなくなります．入力の際には十分ご注意ください．

※ Web動画閲覧の際の通信料についてはユーザ負担となりますので，予めご了承ください（WiFi環境を推奨いたします）．

※配信される動画は予告なしに変更・修正が行われることがあります．また，予告なしに配信を停止することもありますのでご了承ください．なお，動画は書籍の付録のためユーザサポートの対象外とさせていただいております．

Contents

第3章　関係法規

第4章　解剖学

第5章　生理学

第6章 病理学概論

スタンダード
鍼灸
国試対策
上巻

 第1章　医療概論

 第2章　衛生学・公衆衛生学

 第3章　関係法規

 第4章　解剖学

 第5章　生理学

 第6章　病理学概論

第1章
医療概論

A. 現代の医療と社会

1. 医療と社会 ▪▪▪▪▪

【疾病構造】

□わが国の死亡の原因は，戦後の感染症から生活習慣病へと転換し，現在に至っている．

【医療法】

□医療法は，良質な医療提供に関する基本的な法規であり，医療施設やインフォームド・コンセント促進などに関して規定されている．

2. 医療従事者 ▪▪▪▪▪

【医療従事者の現状】

□医療・福祉に関連する職種を**表1**でまとめる．

□介護支援専門員（ケアマネジャー）は，要介護者などからの相談に応じ，各種サービス事業者などと連絡調整やケアプランの作成などを行う．

□医療ソーシャルワーカーは，社会保障や社会福祉制度に関する相談や調整を行う．なお，医療ソーシャルワーカーは法律に規定されていない職種である．

□医療職種の就業者数を**表2**に示す．

【チーム医療と専門職連携】

□チーム医療とは，患者を中心に異なる専門職の医療従事者がチームを構成し，連携しながら治療を進める体制のことである．

□医療従事者間が対等な立場であることが良好なチーム医療に必要であり，上下関係や縄張り意識はチーム医療の阻害因子となる．

3. 医療・福祉施設 ▪▪▪▪▪

【病院・診療所】

□病院は，入院施設20床以上を有し，診療所は入院施設0〜19床を有する．

表1　医療・福祉関連職種

保健師	対人医療分野において保健指導などを行う	名称独占
理学療法士	身体障害者の基本的な動作能力の回復を目的に，運動療法，物理療法を行う	名称独占
作業療法士	身体・精神障害者に対し，応用的な動作能力・社会的な適応能力の回復を目的に，工作などの作業療法を行う	名称独占
言語聴覚士	言語・聴覚・嚥下障害者に，機能維持の向上を目的に訓練などを行う	名称独占
義肢装具士	義肢・装具の製作や適合などを行う	名称独占
管理栄養士	傷病者に対し，療養に必要な栄養指導や給食管理などを行う	名称独占
歯科衛生士	歯科予防処置，歯科診療補助，歯科保健指導を行う	名称独占，業務独占
歯科技工士	歯科補綴物（入れ歯など）の作成などを行う	業務独占
臨床工学技士	人工心肺装置などの生命維持管理装置の操作や保守点検を行う	名称独占
社会福祉士	福祉などに関する相談援助を行う	名称独占
精神保健福祉士	精神障害者の生活・社会問題の解決のための相談援助を行う	名称独占

表2　就業者数（2018年）

はり師	約12.1万人	看護師	約121.9万人
きゅう師	約11.9万人	医　師	約 32.7万人
あん摩マッサージ指圧師	約11.8万人	柔道整復師	約 7.3万人

※医師は届け出数

□診療所は，開設後10日以内に，都道府県知事に届出を提出すればよい．
□病院の開設には，開設地の都道府県知事の許可が必要である．
□病院の許可を受ける先や診療所の届出先は，保健所政令市では市長，特別区は区長となる．
□基準病床数を上回る医療圏において，有床診療所を開設する場合は都道府県知事の許可が必要となる．

第1章　医療概論

【介護老人保健施設・介護老人福祉施設】

□ 介護保険で利用できるサービスは，居宅サービス，施設サービス，地域密着型サービスからなる.

□ 介護保険における施設サービスに，介護老人福祉施設，介護老人保健施設，介護医療院，介護療養型医療施設がある. なお，介護療養型医療施設は廃止される方針である.

□ 施設サービスは，要介護者のみ利用可能で，要支援者は利用できない.

□ 介護老人保健施設は，病状が安定期にある要介護者を対象とし，在宅への復帰を目標に機能回復訓練や看護，介護を行う施設である.

□ 介護老人福祉施設は，身体上・精神上に著しい障害があり，常時介護を必要とする要介護者を対象とし，生活介護を中心に行う施設である.

4. 医療経済 ▪▪▪▪▪

【国民医療費】

□ 1年間の医療機関などにおける保険診療の対象となりうる傷病の治療に要した費用の推計を，国民医療費という.

□ 国民医療費に含まれるものと含まれないものを**表3**にまとめる.

表3 国民医療費の主な範囲

国民医療費に含まれるもの	国民医療費に含まれないもの
・医科診療や歯科診療の診療費 ・薬局調剤医療費 ・入院時の食事・生活医療費 ・訪問看護医療費 ・療養費 など	・正常な妊娠・分娩 ・健康診断，予防接種 ・先進医療 ・入院時室料差額分，歯科差額分 ・不妊治療における生殖補助医療 など

□ 令和2年度の国民医療費は42兆9,665億円，人口1人あたりの国民医療費は34万600円であり，近年の国民医療費は増加傾向にある.

□ 国民医療費の国内総生産（GDP）に対する比率は7.93%，国民所得（NI）に対する比率は11.06%である（令和1年）.

□ 国民医療費の財源別割合は，保険料が約50%，公費が約40%，患者負担が約10%である.

□ 75歳以上の者（後期高齢者）における一人あたりの医療費は，93万600円である（令和1年）.

□人口の30%弱に相当する65歳以上の年齢層が，国民医療費の約6割を占めている．

□国民医療費の傷病別割合では，循環器系の疾患が最も多い．

【医療の需要と供給】

□医療の需要を大きくする要因として，人口の増加，人口集団の高齢化，高度医療への要求，生活習慣病の増加などがあげられる．

□医療の供給を増大させる要因として，医療機関や医療従事者の増加，先進医療機器の導入，医薬品価格の上昇，診療報酬の引き上げなどがあげられる．

B. 社会保障制度

1. 医療保険のしくみ

【社会保障制度】

□社会保障制度とは，個人のみでは対応できないリスクに対し，社会全体で相互に支え合う仕組みのことである．

□わが国の社会保障制度は，日本国憲法第25条に規定される「生存権」に由来する．

□わが国の社会保障制度には，社会保険，社会福祉，公的扶助，公衆衛生の4つの制度がある．

□社会保障の機能には，生活安定・向上機能，所得再分配機能，経済安定化機能の3つがある．

□各社会保障制度について**表4**に概略する．

表4 社会保障制度

社会保険	・被保険者の保険料を主な財源とする制度 ・医療保険，年金など
社会福祉	・障害者や児童，一人親家庭などの社会的に弱い立場の者を支援する制度 ・保育所の整備や社会手当（児童手当など）など
公的扶助	・生活困窮者に対し，最低限度の生活を保障する経済的援助の制度 ・生活保護制度のこと
公衆衛生	・行政などの組織を通した，国民の健康状態を保持・増進する制度 ・感染症対策など

【医療保険の種類と対象】

□医療保険制度は，疾病や負傷などに対し，保険者が保険給付を行う社会保険制度である．

□医療保険には，原則すべての人が加入し，これを「国民皆保険」という．

□被保険者は，所得に応じた保険料を保険者に納め，保険者は保険給付を行う．

□保険を運営する者を「保険者」，保険料を支払い一定の給付を受ける者を「被保険者」という．

□保険給付には，現物給付と現金給付の2つの方法がある．

□現物給付は，診察や投薬などの医療行為そのものを給付するものである．

□現金給付は，治療にかかった費用を給付するものである．

□わが国の医療保険は，原則として現物給付であるが，やむをえない事情で，自費で受診した時など特別な場合に，療養費として現金給付が行われる．

□わが国の医療保険は，被用者保険，後期高齢者医療制度，国民健康保険の3制度からなる．

□各医療保険について表5に示す．

表5 医療保険

分　類		被保険者	保険者
被用者保険	健康保険	主に大企業で働く人とその家族	健康保険組合（組合健保）
		主に中小企業で働く人とその家族	全国健康保険協会（協会けんぽ）
	船員保険	船員とその家族	全国健康保険協会
	共済保険	公務員・私立学校教職員とその家族	各共済組合
国民健康保険		被用者や生活保護受給者を除く一般住民	都道府県・市町村・特別区
		特定職種（医師，歯科医師，弁護士など）	国民健康保険組合（職種別に組合がある）
後期高齢者医療制度		75歳以上の者および65〜74歳で一定の障害のある者	後期高齢者医療広域連合

【療養費制度】

□鍼灸師による施術の費用は，療養費にあたり現金給付に相当する．

□医者が同意した場合に，はり・きゅうの施術で医療保険の療養費給付の対象となるのは，神経痛，リウマチ，頸腕症候群，五十肩，腰痛症，頸椎捻挫の 6 疾患である．

2. 公費負担医療 ■■■■■

□公費負担医療は，国や地方自治体が税を財源として給付を行う制度で，医療保険制度を補完するものであり，法律に規定されるものと予算措置によるものがある．

□公費負担医療は，そのほとんどが法律に規定されるものである．

□主な公費医療費を表6に示す．

表6 主な公費医療費

公費医療費	根拠となる法律
1・2 類感染症による入院	感染症法
新感染症による入院	感染症法
結核の適正医療	感染症法
精神障害者の措置入院	精神保健福祉法
生活保護による医療扶助	生活保護法
未熟児の養育医療	母子保健法

3. 介護サービス行政 ■■■■■

□介護保険は，最も新しい社会保険制度で現金給付をベースとする．

□介護保険の保険料は，所得水準に応じて 40 歳以上のすべての国民が支払い，要介護状態になった時，原則 1 割（一定以上の所得者 2 割，現役なみ所得者 3 割）の利用者負担で介護サービスが提供される．

□介護保険の財源は，保険料 50%，公費 50% である．

□介護保険では，65 歳以上の第 1 号被保険者と 40 歳以上 65 歳未満の第 2 号被保険者に分けられる．

□介護保険の保険者は，市町村および特別区である．

□介護保険法における介護認定は，要支援が2段階に，要介護が5段階に分けられている．

□要介護認定は，訪問調査による一次判定（コンピューターによる判定）のあと，主治医意見書などを考慮し，介護認定審査会の二次判定によって決まる．

□介護認定審査会は，要介護状態の診査や判定を行う目的で市町村および特別区が設置し，福祉・医療・保健などの学識経験者5名程度で構成される．

□要介護者が利用可能な介護給付に「施設サービス」「居宅サービス」「地域密着型サービス」がある．

□要支援者が利用可能な予防給付に「介護予防サービス」「地域密着型介護予防サービス」がある．

□要支援者が受ける給付（サービス）は予防給付であり，要支援者が居宅サービスを受ける場合は名称が「介護予防サービス」となっている．

□施設サービスは，要介護者のみが利用可能であり，要支援者は利用できない．

C. 医療倫理

1. 医療の倫理 ■■■■■

【医療倫理の意義】

□医療倫理とは，医療行為や医学研究において守るべき行動の規範や基準をいう．

□医療倫理の四原則を**表7**に示す．

表7　医療倫理の四原則

自律尊重	患者の自己決定を尊重すること
公正・正義	平等に医療資源を提供すること
善　行	患者に対して善をなすこと
無危害	患者に危害を加えないこと

□「ヒポクラテスの誓い」は，ヒポクラテス全集の中で医師の職業倫理について書かれた宣誓文である．

□ヒポクラテスは，紀元前5世紀ごろのギリシャの医師で，「医学の祖」と称されている.

□ヒポクラテス全集は，ヒポクラテスの弟子により編纂されたものである.

【バイオエシックス】

□バイオエシックスは，生命倫理を意味する.

□バイオエシックスは，遺伝子操作，体外受精，死の定義，生命の質（QOL），ターミナルケアなどを対象とする.

【医学研究に関する倫理指針】

□厚生労働省は，関係省庁などとも連携し，適正に医学研究を実施するための倫理指針の策定を行っている.

□令和3年に過去の倫理指針を統合し，「人を対象とする生命科学・医学系研究に関する倫理指針」が，厚生労働省，文部科学省，経済産業省から出されている.

【医学研究に関する利益相反】

□ある行為が，ある者にとっては利益になるが，他者にとっては不利益になることを利益相反という.

□医学研究で産学連携を行う場合は，資金提供者である企業と調査対象者の間で利益相反の状態になることが多い.

2. 医療倫理教育　■■■■■■

【患者の権利】

□1970年代にアメリカ病院協会から医療の主体は，患者であるという「患者の権利宣言」がだされた.

□アメリカ病院協会の「患者の権利宣言」には，「インフォームド・コンセント」や「患者の自己決定権」が盛り込まれている.

□リスボン宣言は，患者の権利に関する宣言であり，「良質な医療を受ける権利」「選択の自由の権利」「自己決定の権利」など11の権利が盛り込まれている.

□十分な情報をえて医療行為を受けるか否かなどを，患者が決定する権利を「自己決定の権利」といい，患者の権利の根幹をなす.

【生命の質（QOL）】

□「生命の質（QOL）」は，「生活の質」や「生命の質」などと訳され，患者の肉体的，精神的，社会的な生活の質を改善することを意味する.

□QOLの評価において，本人の幸福感が最も重要となる.

□緩和ケア，自然死，尊厳死などは，QOLの考え方に基づくものである.

□緩和ケア（緩和医療）とは，悪性腫瘍などの死と直面する患者やその家族に対し，身体的・精神的な苦痛などを和らげ，QOLの向上を目的とする.

□緩和ケアは，疾患の根治を目指すものではない.

【ノーマライゼーション】

□障害者が健常者と同じ環境同じ条件で，家庭や地域で生活することを目指す概念をノーマライゼーションという.

□障害者などの社会生活における障壁（バリア）には，「物質的バリア」「制度的バリア」「文化・情報面のバリア」「意識面のバリア」がある.

【ターミナルケア】

□ターミナルケアとは，「終末期医療」のことで，回復の見込みのない終末期の患者に対し，身体的・精神的な苦痛を緩和して軽減することである.

【脳　死】

□脳死とは，脳幹を含む全脳髄の不可逆的な機能喪失の状態である.

□脳幹の機能が残っていて，循環や呼吸が機能するものを植物状態という．なお，脳死とは異なる.

□脳死の判定基準を表8に示す.

表8　脳死の判定基準

①深昏睡
②瞳孔散大・固定
③脳幹反射消失
④平坦脳波（心電図も同時に確認し連続して30分以上かける）
⑤自発呼吸消失
⑥①〜⑤の条件が満たされてから，少なくとも6時間が経過して変化がない場合である（生後12時間〜6歳未満の者では24時間である）．なお，脳死の判定は臓器移植に関わらない2名以上の医師によって2回の判定を行う

【臓器移植】

□わが国では，心臓，肺，肝臓，小腸，腎臓，膵臓，眼球（角膜）の移植が可能で，「臓器の移植に関する法律」に定められている.

□2009 年「臓器移植法」改正の主な点を**表 9** に示す.

表 9　改正臓器移植法

・書面での本人の臓器提供の意思が示されなくても，家族の同意で脳死下の臓器摘出が可能となった
・15 歳未満での法的脳死判定が可能となった
・年齢制限の撤廃に伴い，虐待から脳死にいたった小児からの移植は禁止された
・親族への優先提供が容認された

【尊厳死】

□疾病が不治または末期の人が，自らの意志に基づいて延命治療などを行わずに，人としての尊厳を保ち，死に至ることを尊厳死という.

□延命治療を行わない場合であっても，緩和医療などは積極的に行う.

□尊厳死を望む人が，健全なうちにその意志を示す文書をリビング・ウィルという.

【安楽死】

□苦痛が激しく，回復の見込みがない末期の患者が，本人の意志のもと人為的手段によって命を断つことを安楽死という.

□わが国において，安楽死や尊厳死を認める法律は存在しない.

【医の倫理に関する諸宣言】

□ジュネーブ宣言は，第 2 回世界医師総会で採択された「医師の倫理宣言」である.

□ジュネーブ宣言は，現代版の「ヒポクラテスの誓い」といわれる.

□ヘルシンキ宣言は，「ヒトを対象とした医学研究の倫理指針」に関する宣言である.

3. 施術者としての倫理　■■■■■

【職業倫理とは】

□特定の職業を生業とする個人や組織団体が，その職業において社会的責任や役割を果たすために必要とされる行動の規範および基準を職業倫理という.

【インフォームド・コンセントとインフォームド・アセント】

□インフォームド・コンセントは，「説明と同意」と直訳され，「医療従事者からの十分な説明」と「患者の理解・同意」のことである.

□インフォームド・コンセントは，医療法に定められ，医療従事者の努力義務である．

□乳幼児や認知症など理解力が欠如し，インフォームド・コンセントが困難な場合は，保護者や代理人から同意を得る．

□近年は，子どもに対する医療行為に関して，保護者とは別に子どもの理解度に応じてわかりやすく説明し，子どもの納得を得るべきであるというインフォームド・アセントという概念が小児科領域などを中心に広がっている．

【パターナリズム（父権主義）】

□医療関係者と患者の関係における，医師を頂点とする権威主義的・家父長的関係を医師のパターナリズムと呼ぶ．

□患者と医師の関係は，過去の医師を頂点とする権威主義的なパターナリズムから，現在の医師と患者が対等な関係である患者中心型の医療へと変化した．

【コンプライアンスとアドヒアランス】

□一般には，コンプライアンスは法令遵守を意味する．

□医療におけるコンプライアンスは，患者が医療者に従い行動することを意味する．

□患者が積極的に治療方針の決定に参加し，納得したうえで治療方針を守ることをアドヒアランスという．

□現在は，「コンプライアンス」に代わりに「アドヒアランス」の概念が広がっている．

第2章
衛生学・公衆衛生学

A. 衛生学・公衆衛生学の概念

1. 公衆衛生とは ■■■■■

□臨床医学が病気の患者を対象とするのに対し，公衆衛生は集団を対象に共同社会の組織的な努力を通じて集団の健康状態の向上を図る科学・技術である．

2. 地域保健・医療 ■■■■■

□人々が生活する場所である地域における保健活動を地域保健といい，地域保健法に基づいて行われる．

□地域は，都市の規模，気候，人口や年齢構成などに個性があり，これを地域特性という．なお，地域保健は地域特性を考慮して行われる．

□地域保健活動は，現状把握（Survey），計画（Plan），実施（Do），評価（Check），改善（Act）の5段階に分けられ，この順で実施され，これを SPDCA サイクルと呼ぶ．

□地域保健は，保健所や市町村を中心に行われる．なお，保健所は市町村を技術的に支援する．

□保健所は，地域保健法により規定され，都道府県，保健所政令市，東京都23特別区が設置し，広域的・専門的サービス（精神福祉，難病など）を提供して，全国に468カ所（2022年）設置されている．

□保健所の所長は原則として，一定の基準をみたした医師でなければならない．なお，医師の確保が困難な場合に限り一定の基準を満たした技術職員でもよいが，原則2年でやむえない場合は，さらに2年まで延長できる．保健所の業務を表1に示す．

□市町村保健センターは，地域保健法に基づき健康相談，保健指導，健康診査など一般的な対人サービスを行うための利用施設として市町村が設置（設置義務はない）し，全国に2,432カ所（2022年）設置されている．

□医療計画の作成は，医療法に基づき都道府県が策定し，地域医療の構想，必要病床数の算定，医療圏の設定などが記載されている．

第2章　衛生学・公衆衛生学

13

表1　保健所の業務

- ・地域保健に関する思想の普及・向上
- ・人口動態統計，その他の地域保健統計
- ・栄養改善および食品衛生
- ・環境衛生（水道，下水道，廃棄物処理）
- ・医事および薬事
- ・保健師に関する事項
- ・公共医療事業の向上および増進
- ・母性・乳幼児・老人の保健
- ・歯科保健
- ・精神保健
- ・難病対策
- ・エイズ，結核，性病，伝染病などの予防
- ・衛生上の試験および検査
- ・その他，地域住民の健康の保持および増進

B. 健康の保持増進と疾病予防

1. 健康増進　■■■■■

□世界保健機関（WHO）憲章の前文の中に健康の定義に関する記述されている．

□人々が自らの健康とその決定要因を自らよりよくコントロールできるようにしていく概念をヘルスプロモーションといい，オタワ憲章で採択された．

□プライマリヘルスケアとは，地域性を重視した健康サービスを住民参加と地域資源の活用により推進される包括的ヘルスケアのことであり，アルマ・アタ宣言においてWHOが提唱した概念である．

□日本国憲法第25条に「すべての国民は，健康で文化的な最低限度の生活を営む権利を有する」と記載され，これを生存権という．

□わが国では，健康日本21（二次）が平成25年よりスタートし，健康寿命の延伸と健康格差の縮小が目標とされている．なお，健康増進法は健康日本21の法的基盤である．

□各憲章・宣言とその内容を表2に示す．

2. 疾病予防　■■■■■

□疾病の発生に影響を与える要因は，大きく宿主要因（内因・内部環境要因）と環境要因（外因・外部環境要因）に区分できる．

□病気の発生と相関関係が認められる要因をリスク要因（危険因子）という．例えば，高い血清コレステロール値は心疾患のリスク要因となる．

表2 憲章・宣言とその内容

憲章・宣言	内　容
アルマ・アタ宣言	プライマリー・ヘルスケア
オタワ憲章	ヘルス・プロモーション
ヘルシンキ宣言	医学研究の倫理的原則
ローマクラブ	成長の限界（地球環境問題）

□疾病の進行段階は，感受性期，発症前期，臨床的疾病期などに分けられ，これらに対応した予防対策を一次予防，二次予防，三次予防と呼ぶ（**表3**）.

□癌とその危険因子を**表4**に示す.

表3 予防手段

一次予防	健康増進	健康教育，生活・栄養指導，環境整備
	特異的予防	予防接種，薬の予防内服，職業病対策
二次予防	早期発見・早期治療	癌などの集団検診，人間ドック
三次予防	悪化防止	適切な治療，傷病進行阻止，後遺症防止
	リハビリテーション	機能回復訓練，職業訓練

表4 癌とその危険因子

胃癌	塩分，刺激物，ヘリコバクター・ピロリ
子宮頸癌	ヒトパピローマウイルス
肺　癌	喫煙，大気汚染
大腸癌	肉類，高脂肪食

C. ライフスタイルと健康

1. 食と健康

□食生活指針は，健康増進，生活の質の向上，食料の安定供給の確保などを図ることを目的に，平成12年に当時の文部省，厚生省（現厚生労働省），農林水産省が策定した指針で平成28年に改定されている（**表5**）.

第2章 衛生学・公衆衛生学

15

表5　食生活指針

- 食事を楽しみましょう
- 1日の食事のリズムから，健やかな生活リズムを
- 適度な運動とバランスのよい食事で，適正体重の維持を
- 主食，主菜，副菜を基本に，食事のバランスを
- ごはんなどの穀類をしっかりと
- 野菜・果物，牛乳・乳製品，豆類，魚なども組み合わせて
- 食塩は控えめに，脂肪は質と量を考えて
- 日本の食文化や地域の産物を活かし，郷土の味の継承を
- 食料資源を大切に，無駄や廃棄の少ない食生活を
- 「食」に関する理解を深め，食生活を見直してみましょう

☐ BMI（body mass index）の計算式は「体重（kg）÷身長（m）^{2}」である．

☐ BMI の 22 は標準，18.5 未満は「やせ」，25 以上は「肥満」である．

☐ 日本人の食事摂取基準は，健康増進法を根拠に厚生労働省から出される．

☐ 食事摂取基準では，推定平均必要量，推奨量，目安量，耐容上限量，目標量が指標として決められており，各量の詳細を以下に示す．

- 推定平均必要量は「ある集団の 50% で必要量を満たす 1 日の摂取量」である．
- 推奨量は「ある集団のほとんどの人（97〜98%）で必要量を満たす 1 日の摂取量」である．
- 目安量は「特定の集団で一定の栄養状態を維持するのに十分な摂取量」である．なお，目安量は推定平均必要量と推奨量を算出する十分な科学的根拠がない場合に利用される．
- 耐容上限量は「過剰摂取による健康障害がないとみなされる上限の摂取量」である．
- 目標量は「生活習慣病の予防を目的として目標とすべき摂取量」である．

☐ わが国の男女ともにカルシウムの平均摂取量は，推奨量に達していない．

□食料自給率とは，わが国の食料供給に対する国内生産の割合を示す指標で，熱量で換算するカロリーベースと金額で換算する生産額ベースがある．

□わが国の食料自給率は，カロリーベースで38%，生産額ベースで63%である（2021年）．

□日本人の食事摂取基準は，健康増進法を根拠に厚生労働省から出される．

□食育とは，健全な食生活を身につけるための教育である．

2. 食中毒

□食中毒とは，微生物や有害な化学物質に汚染された食物などの摂取により生じる中毒であり，主な症状として胃腸症状や神経症状などが生じる．

□食中毒を診断した医師は，ただちに保健所に届け出なければならない．

□食中毒の主な原因は，微生物（細菌，ウイルス，寄生虫），化学物質（農薬，ヒ素，PCB，すず），自然毒（毒キノコ，フグ毒）などである．

□近年わが国の食中毒において，事件数で多いのはアニサキス，カンピロバクター，ノロウイルス，患者数で多いのはノロウイルス，カンピロバクター，ウエルシュ菌である．

□細菌性食中毒は，感染型と毒素型に分類される（表6）．

表6 細菌性食中毒

	感染型	毒素型
機 序	体内で細菌が増殖して発症する	細菌が産生した毒素によって発症する
潜伏期間	長い	短い
例	病原性大腸菌，サルモネラ属菌，腸炎ビブリオ，カンピロバクター	ボツリヌス菌，黄色ブドウ球菌

□毒素型食中毒（黄色ブドウ球菌やボツリヌス菌）に対しては，抗菌薬の投与は無効である．なお，すでに産生された毒素の摂取により発症しているためである．

□食品を低温で保存すれば細菌の増殖を抑制できるが，細菌が死滅するわけではない．

第2章 衛生学・公衆衛生学

17

□黄色ブドウ球菌の食中毒は，細菌が産生する耐熱性の毒素（加熱は無効）であるエンテロトキシンによって生じ，摂食後4時間前後で嘔吐や下痢などの症状が現れる．

□黄色ブドウ球菌は，化膿の原因菌でもあるため，化膿巣がある場合は調理を避ける必要がある．

□サルモネラ属菌の食中毒は，肉類，卵などが原因となる場合が多い．

□腸炎ビブリオの食中毒は，魚介類の生食が原因となる場合が多い．なお，腸炎ビブリオは好塩性の細菌である．

□ボツリヌス菌の食中毒は消化器症状のほか，複視，眼瞼下垂，嚥下障害，呼吸困難などの神経症状がみられる．なお，ボツリヌス毒素には加熱が有効である．

□ノロウイルスによる食中毒は，冬に多く発生し，生ガキが原因になることが多い．

□フグの内臓には，神経毒素であるテトロドトキシンが含まれ，知覚・運動神経障害を生じ，放置すれば呼吸筋麻痺により死亡する．

D. 環境と健康

1. 環境と適応 ■■■■■

□ヒトを取り巻く有形無形の外部条件を環境という．

□環境は，自然的環境（物理的環境，化学的環境，生物的環境）と人工的環境（社会環境，文化環境）に大きく分けられ，詳細を以下に示す．
　・物理的環境は，光，熱，気流，騒音，放射線，気圧などをいう．
　・化学的環境は，水，大気，土壌の成分，天然物質，人工化学物質などをいう．
　・生物学的環境は，人間，動植物，昆虫，微生物などをいう．
　・社会・文化環境は，友人，家庭，地域社会，言語，政治，経済，宗教，食習慣，医療体制などをいう．

□外部環境の変化に対して恒常性を維持する機能が働き，外部環境の変化に対応することを順応という．

□外部環境の変化が長期間に及んだため，遺伝的変化を伴い外部環境の変化に対応することを適応という．

□化学物質などが生物内に取り込まれ，小生物から大生物，また食物連鎖によって上位の捕食者へ移動し，化学物質の濃度が高くなっていくことを生物濃縮という．

2. 環境と健康　■■■■■

□空気の正常成分に関して表7に示す．

表7　空気の正常成分

窒　素	空気の約 78%，不活性ガス
酸　素	大気中に約 21%
二酸化炭素	大気中に約 0.03%（呼気中に約 4%），建築物環境衛生管理基準値は 0.1%以下
その他	アルゴン（大気中に約 0.9%あり 3 番目に多い），ヘリウム，ネオン

□大気汚染に関わる空気の異常成分には，一酸化炭素，硫黄酸化物，窒素酸化物，光化学オキシダントなどがある．

□一酸化炭素は，不完全燃焼の際などに発生し，ヘモグロビンとの結合力が強い．

□硫黄酸化物は，硫黄成分を含む石炭・石油などの化石燃料の燃焼によって発生し，酸性雨や四日市喘息の原因などになる．

□窒素酸化物は，化石燃料の燃焼によって発生し，光化学スモッグや酸性雨の原因となる．

□光化学オキシダントは，光化学スモッグの原因となる物質で，炭化水素類と窒素酸化物が紫外線によって反応し生成されるオゾン，パーオキシアセチルナイトレイト（PAN）やアルデヒド類などの総称であり，目や喉の粘膜を刺激する．

□発生源から直接排出される物質を一次汚染物質，これらの汚染物質が化学変化し生成された汚染物質を二次汚染物質という．なお，炭化水素類と窒素酸化物などは一次汚染物質，光化学オキシダントは二次汚染物質である．

□大気中に漂う粒子径が 10 μm 以下の粒子状物質を浮遊粒子状物質（SPM）という．

第 2 章　衛生学・公衆衛生学

19

□浮遊粒子状物質のうち 2.5 µm 以下の粒子状物質を極小粒子状物質（PM2.5）といい，粒子が小さいため肺の深部にまで入りやすく，呼吸器への影響が大きい．

□温熱の要素は，気温，気湿，気流，輻射熱の 4 つである．

□アウグスト乾湿度温度計は，気温と気湿を測定できる．

□アスマン通風乾湿度温度計は，気温と気湿を測定できる．

□カタ寒暖計は気流を，黒球温度計は輻射熱を測定できる．

□感覚温度（実効温度）は，気温，湿度，気流を組み合わせた総合的な温熱の尺度である．

□修正感覚温度（修正実効温度）は，輻射熱，気湿，気流を組み合わせた総合的な温熱の尺度である．

□不快指数は，気温と湿度によって蒸し暑さを表す指数である．なお，不快指数は 70 を超えると不快に感じる人が増え，75 以上で半数の人が不快と感じ，80 を超えるとほとんどの人が不快と感じる．

不快指数＝0.72×（乾球温度＋湿球温度）＋40.6

□気温や湿度，気流，日照，雲量，降水量などの大気の総合的な状態を気候という．

□音の強さ（音圧）を表す単位は dB（デシベル），音の高さを表す単位は Hz（ヘルツ）である．

□騒音レベルは，一般的には物理的に測定した騒音の強さに人間の可聴周波数を加味し，補正した A 特性で計測して dB（A）で表す．

□不快に感じたり，聴覚障害を生じたりする音を騒音といい，典型 7 公害の一つである．

□騒音レベルが 130 dB ぐらいになると耳に疼痛を感じ，鼓膜損傷のおそれがある．

□85 dB 以上の騒音に長期間，繰り返し曝露されると騒音性難聴が起こる．

□放射線は，被照射物をイオン化する電離放射線とイオン化しない非電離放射線に分けられる．なお，狭義の放射線は電離放射線を指す．

□生物の細胞に電離放射線があたると，細胞分裂中の細胞の核酸，DNA・RNA の構造などが変化する．

□電離放射線の人体への影響は，確定的影響と確率的影響に分けられる.
□電離放射線は，粒子放射線と電磁放射線に分けられる（**表8**）.

表8　電離放射線

粒子放射線	α 線，β 線，中性子線など
電磁放射線	γ 線，X 線など

□非電離放射線には，可視光線，赤外線，紫外線，電波などがある.
□放射線の強さ（放射能）を表す単位をベクレル（Bq），吸収線量の単位をグレイ（Gy），人体が受ける放射線の生体影響の大きさを表す単位をシーベルト（Sv）という.

3. 住居・衣服と健康　■■■■■

□衣服着用の目的として，衣服下気候の形成による体温調節，日光や外傷などからの身体保護，身体の清潔保持，装飾審美的な目的，制服・職業服などの社会的役割などがあげられる.
□皮膚と衣服の間に形成される外界環境とは異なる空気の層を，衣服下気候という.
□衣服下気候は，外気温 10〜26°くらいの範囲であれば，温度 32±1℃，湿度 50〜60%と一定である.
□住居における窓からの採光（自然照明）のためには，開角 4〜5°以上，入射角 28°以上の窓が必要である. なお，開角は窓をとおして空のみえる範囲を呼び，入射角は室内に入る光の最大角度を呼ぶ.
□昼間の自然光による室内照度と戸外照度の比率を昼光率といい，1%以上であれば良好とされる.
□屋内空気の環境基準は，労働安全衛生法の「事務所衛生基準規則」などに設定されている.
□事務所衛生基準規則による室内空気環境基準を**表9**に示す.
□気積は「床面積×天井の高さ」で計算され，事務所衛生基準規則では1人あたり 10 m³ 以上とされている.
□室内の空気汚染の指標として，二酸化炭素濃度が用いられる.
□室内の空気を清浄に保つために必要な最低限の換気量を必要換気量といい，1人1時間あたり 33 m³/hr である.

表9　事務所衛生基準規則による室内空気環境基準

気　積	10 m³/ 人以上
気　温	17℃（冬）〜28℃（夏），努力目標
湿　度	40〜70%，努力目標
気　流	0.5 m/ 秒以下
二酸化炭素	0.5%以下
一酸化炭素	50 ppm 以下
浮遊粉じん	0.15 mg/m³ 以下
ホルムアルデヒド	0.1 mg/m³ 以下

4. 上水・下水 ■■■■■

□ヒトが飲むために供給される水が上水であり，わが国の上水道普及率は約98.1%（2020年）である．

□水の浄水は，沈殿，濾過，消毒の過程を経て行われる．

□わが国では，凝集剤を使用する急速濾過が主流である．

□消毒には，安価で強力な塩素が用いられ，給水栓末端で遊離残留塩素濃度を 0.1 ppm 以上含んでいなければいけない．

□トリハロメタンは，上水中の有機物と塩素が反応して生成される物質で発癌性がある．

□水道水の水質基準は，水道法により決められている．

□上水中に大腸菌は，検出されてはならない．なお，一般細菌は 100 コロニー /mL 以下とされている．

□水道水の水質基準中の硝酸態窒素や亜硝酸態窒素は，生物の死骸や排泄物が分解されたものであり，有機物汚染の指標となる．

□ヒトの生活・事業に伴う排水や雨水などを下水といい，わが国の下水道普及率は約 80.1%（2020年）である．

□下水は，メッシュや沈殿池などで大きな浮遊物などを取り除く予備処理（一次処理）の後，本処理（二次処理），消毒を経て，さまざまな検査の後に河や海に放流される．

□下水処理の本処理は，嫌気微生物を利用した嫌気的処理法と好気微生物を利用する好気的処理法に大別できる．

□わが国で広く普及している下水処理法は，好気的処理法である活性汚泥法である．

□水質汚濁の指標を表10に示す．

表10　水質汚濁の指標

pH	酸・アルカリの指標
DO（溶存酸素量）	水に溶け込んでいる酸素量で，値が高いと水が清浄であることを意味する
BOD（生物学的酸素要求量）	水中の有機物を好気性細菌が酸化分解するのに必要な酸素量で，値が高いと汚染が高度であることを意味する
COD（化学的酸素要求量）	水中の有機物などを酸化還元物質で酸化するのに必要な酸素量で，値が高いと汚染が高度であることを意味する
SS（浮遊物質）	水に溶けない懸濁性物質（2 mm以下）の量で，値が高いと汚染が高度で，水が濁っている

5. 廃棄物　■■■■■

□廃棄物は，産業廃棄物と一般廃棄物に大きく分けられ，これらの廃棄物の処理に関しては廃棄物処理法（廃棄物の処理および清掃に関する法律）に規定されている．

□産業廃棄物とは，事業活動で発生したもののうち法律で定められた20種類を指し，処理の責任は事業者にある．なお，燃え殻，汚泥，廃油，廃酸，廃アルカリ，廃プラスチック類，木屑などがある．

□一般廃棄物とは，産業廃棄物以外の廃棄物を指し，処理責任は市町村にある．

□廃棄物処理法では，「爆発性，毒性，感染性その他の人の健康または生活環境に係る被害を生ずるおそれがある性状を有する廃棄物」を特別管理廃棄物として規定し，通常の廃棄物よりも厳しい規制を行っている．

□医療施設から出た体液で汚染された廃棄物は感染性廃棄物であり，特別管理廃棄物に該当する．

- □ 血液などが付着したガーゼなどは感染性一般廃棄物として，注射針やメスは感染性産業廃棄物として扱われる.
- □ 感染性廃棄物を保管する容器には，バイオハザードマークを付けるよう定められている

6. 地球規模の環境問題と公害 ■■■■■■

- □ 化学物質などが生物内に取り込まれて小生物から大生物に移動し，食物連鎖によって上位の捕食者に移動し濃度が高くなっていくことを生物濃縮という.
- □ 温室効果ガスには，二酸化炭素，メタンガス，フロンガスなどがある.
- □ 京都議定書は，1997 年に京都で CO_2 の排出削減を決めたものである．その後，参加国すべてが削減に取り組むパリ協定が 2015 年に採択された.
- □ 成層圏のオゾン層の破壊は，フロンガスが原因であり，その結果として紫外線の地表への照射量が増加し，人体への影響として皮膚癌の増加が懸念される.
- □ モントリオール議定書は，フロンガスの排出規制を決めたものである.
- □ フロンによってオゾン層が破壊されるとオゾンホールが形成される.
- □ 硫黄酸化物や窒素酸化物が雨とともに地表に降下したものが酸性雨と呼ばれ，森林や湖沼などの生態系に影響を与えている.
- □ 森林資源の大量消費により熱帯雨林の減少が問題となっている.
- □ 家畜の放牧や薪炭材の過剰な採取は，砂漠化の原因とされている.
- □ 公害は，環境基本法により「事業活動その他の人の活動に伴って生ずる，相当範囲にわたる大気の汚染，水質の汚濁，土壌の汚染，騒音，振動，地盤の沈下および悪臭によって，人の健康または生活環境に係る被害が生ずること」と定義されている.
- □ 大気汚染，水質汚濁，土壌汚染，地盤沈下，騒音，振動，悪臭を典型7公害という.
- □ 水質汚濁によって住民の健康障害が発生した事例として，熊本県で発生した熊本水俣病や阿賀野川流域で発生した新潟水俣病があげられ，これらはメチル水銀が原因である.
- □ 富山県神通川流域で発生したイタイイタイ病は，腎障害や骨軟化症を起こし，原因はカドミウムである.

□四日市喘息は，石油コンビナートから排出された二酸化硫黄などによる大気汚染である.

□水俣病，イタイイタイ病，四日市喘息，新潟水俣病は，四大公害病と呼ばれる.

E. 産業保健 ————————————— □□□□□

□産業保健の意義は，働く人の疾病や災害を予防し，健康を保持・増進することである.

□労働衛生の管理は，作業環境管理，作業管理，健康管理の3つを基本とし，詳細を以下に示す.
  ・作業環境管理は，有害因子を除き，快適な作業環境で労働できるようにすることをいう.
  ・作業管理は，作業姿勢など作業そのものを管理することをいう.
  ・健康管理は，健康診断などにより労働者の健康を管理することをいう.

□労働安全衛生法は，労働災害の防止を目的とする法律で，産業医の職務や労働衛生の3管理などが規定されてる.

□労働基準法は，休日，賃金，労働時間などの労働条件の最低基準に関する法律で，ほかに年少者や妊産婦などの就業制限に関しても規定されている.

□労働災害が起こった場合の補償に関する法律が，労働災害補償保険法である.

□トータル・ヘルスプロモーション・プラン（THP）は「心とからだの健康づくり運動」のことで，産業医が中心となって健康測定を行った後，必要に応じて運動指導，保健指導，栄養指導，メンタルヘルスケアが行われる.

□職場の労働環境や作業条件が主要な原因となり発生する疾患を職業病という. なお，詳細を以下に示す.
  ・熱中症は，高温条件下での作業などで発生し，体温上昇，痙攣，意識障害などがみられる.
  ・減圧症は，潜水作業や潜函作業などで発生し，急激な減圧による窒素ガスの気泡化などが原因となる.

- ・騒音性難聴は，80〜90 dB 以上の騒音に長期間暴露され発症し，4,000 Hz を中心とするくさび状の聴力低下がみられる．
- ・白ろう病は，チェーンソーなど振動などが原因となり，発作的に手が冷たく，白くなる．
- ・酸素欠乏症は酸素濃度 18%未満で起こり，急性発症し死亡率が高い．
- ・じん肺は，粉じんによる肺組織の線維化によって起こる．
- ・石綿（アスベスト）によるじん肺では，肺癌や悪性中皮腫を続発する可能性が高い．
- ・有機溶剤中毒としては，トルエンの脳萎縮，ベンゼンの再生不良貧血，メタノールの失明などがあげられる．
- ・VDT（Visual Display Terminals）作業は，パソコンを用いた作業を意味し，眼精疲労や頸肩腕障害の原因となる．

□業務上疾病の 1 位は「負傷に起因する疾病」であり，その中で災害性腰痛が最多である．なお，業務上疾病のことを職業病という．

□職場で行われる健康診断は，一般健康診断，特殊健康診断，臨時の健康診断に大別され，詳細を以下に示す．
- ・一般健康診断は，雇入時健康診断や定期健康診断などのことである．
- ・特殊健康診断は，有害業務に従事する者に対する健康診断のことである．
- ・臨時の健康診断は，都道府県労働局長が必要と認めた場合に行う健康診断である．

□労働安全衛生法によって，有害因子を取り扱う業務に従事する労働者への特殊健康診断の実施が事業者に義務づけられている．なお，じん肺の特殊健康診断はじん肺法による．

□50 人以上の労働者を使用する事業場は，産業医を選任する必要がある．なお，事業場の人数などの条件により非常勤または専属の産業医を選任しなければならない．

F. 精神保健 ──────────── □□□□□

□わが国の精神保健福祉施策は，「入院医療中心から地域生活中心へ」という方針に沿い進められている．

□ 地域における精神保健活動の第一線の機関は保健所であり，これを技術面で指導・援助する機関として，都道府県ごとに精神保健福祉センターが設けられている．

□ 精神保健福祉法において，精神障害者は「統合失調症，精神作用物質による急性中毒又はその依存症，知的障害，精神病質その他の精神疾患を有する者」と定義されている．

□ 精神障害の入院受療率は，循環器系疾患や悪性新生物より高い．

□ 精神障害の三次予防として，精神科デイケアやリワークプログラム（職場復帰支援）が行われる．

□ 精神障害者の入院で最も多いのは統合失調症であり，外来患者で多いのは気分障害である．

□ 統合失調症は，思春期前後から 20 代に多く発症し，原因不明で妄想や幻覚などを特徴とする．

□ 気分障害では，気分が異常に高揚した状態を躁状態，気分が沈み込み不安が強い状態をうつ状態といい，この両方かあるいはどちらかが周期的に現れる．

□ 精神的要因の関与で，特に大きい身体疾患を心身症という．

□ 災害・事故や突発の事件などに遭遇した後に生じる精神障害を心的外傷後ストレス障害（PTSD）という．

□ いったん正常に発達・獲得した知的機能（記憶，学習，判断，計画）が損なわれたり，低下した状態を認知症という．

□ 認知症は，アルツハイマー型認知症，レビー（Lewy）小体型認知症などの脳実質の変性で生じる変性性認知症や，脳梗塞や脳出血などによって生じる脳血管性認知症に分類される．

□ 精神保健福祉法では，任意入院，医療保護入院，応急入院，措置入院，緊急措置入院の 5 つの入院形態を定めている．

□ 患者本人の同意に基づく入院が任意入院であり，最も患者数が多い入院形態である．

□ 1 人の精神保健指定医による診察の結果，入院の必要があると認められるが任意入院が行われる状態でない場合に，家族などの同意を得て行われる入院を医療保護入院という．

□ 急速を要して保護者の同意が得られない場合に，1 人の精神保健指定医の診察による 72 時間に限る入院を応急入院という．

□ 2 人以上の精神保健指定医の診察により，自傷他害のおそれがあると診断した場合に行われる入院を措置入院という．
□ 自傷他害のおそれがあると認められた場合で，急速を要する場合に 1 人の精神保健指定医の診察により 72 時間入院させることができる入院を緊急措置入院という．

G. 母子保健 ── □□□□□

□ 母子保健は，母性ならびに乳児・幼児の健康の保持・増進を図ることを目的とする．
□ わが国の母子保健対策は，健康診査，保健指導，療養援護，医療対策に分けられ，詳細を以下に示す．
  ・健康診査には，妊産婦健康診査，乳児健康診査，1 歳 6 カ月児健康診査，3 歳児健康診査などがある．
  ・保健指導として，妊娠届および母子健康手帳の交付，保健師などによる訪問指導などがある．
  ・療養援護として，未熟児養育医療や不妊治療に対する経済的支援などがあげられる．
  ・医療対策として，子どもの心の診療ネットワーク事業などがある．
□ 母子保健対策を推進するため，母子保健法が昭和 40 年に制定された．
□ 妊娠した者は，市町村長へ妊娠の届け出の義務があり，妊娠届出によって市町村から母子健康手帳が交付される．
□ 母子健康手帳は，妊産婦・乳幼児の医学的な記録などの全国共通の記録部分と，市長村独自の育児情報などの情報提供部分から構成される．なお，妊娠期から乳幼児期までの健康に関する情報が，一つの手帳に記録管理される．
□ 妊産婦健康診査，乳幼児健診，1 歳 6 カ月児健診，3 歳児健診は，市町村が行う．
□ 生後 1 週未満の死亡を早期新生児死亡，生後 4 週未満の死亡を新生児死亡という．
□ 生後 1 年未満の死亡を乳児死亡と呼び，通常は出生数千に対する比率で観察され，わが国では 1.7（2021 年）と欧米諸国と比較しても最良の水準である．

□乳児死亡の原因の1位は，先天奇形・変形および染色体異常（2021年）である．

□幼児死亡率は1〜4歳の死亡率のことで，該当年齢人口10万に対する比率で表し，原因として不慮の事故が多くみられる．

□原因不明の乳幼児の突然死を乳幼児突然死症候群という．

□妊娠満22週以後の死産と生後1週未満の早期新生児死亡を合わせたものを周産期死亡という．

□妊産婦死亡の原因では，出血や産科的塞栓の割合が高い．

□妊娠満12週以降の死児の出産を死産といい，自然死産と人工死産に分けられる．

□自然死産と比べ，人工死産が多い．

□健やか親子21は，21世紀の母子保健のビジョンであり，健康日本21の一翼を担う．

□妊娠初期に風疹ウイルスに感染すると，眼症状や心疾患などの症状を示す奇形児が生まれる可能性が高い．

□サリドマイド系睡眠薬を妊娠初期に内服すると，胎児の四肢奇形や死亡を引き起こす．

H. 学校保健 —————————— □□□□□

□学校保健は，幼稚園から大学までの園児，児童，生徒，学生および教職員を対象とする．

□学校保健は，教育活動である保健教育と健康を保持増進するサービス活動である保健管理に大別される．

□保健教育は，保健体育科などの関連教科や学級活動などを通じた教育過程であり，効果が間接的であるが永続的である．

□保健管理は，健康診断や健康相談などの対人管理と学校環境の安全・衛生管理などの対物管理からなり，効果が直接的であるが非永続的である．

□保健教育は主に学習指導要領に，保健管理は学校保健安全法に基づいて行われる．

□保健教育には，保健体育科や生活科などの教科としての保健学習やホームルームや学校行事などの教科外の保健指導がある．

- □学校保健安全法で定める健康診断には，就学時健康診断，定期健康診断，臨時健康診断，職員健康診断がある．
- □定期健康診断は，毎学年の6月末までに学校（学校長が責任者）が実施しなければならない．
- □就学時健康診断は原則，就学4カ月前までに市町村教育委員会が実施する．
- □健康診断の結果や日常の健康観察により，観察・指導を必要とする児童生徒に対して，養護教諭や学校医などによる健康相談や保健指導が行われる．なお，学校保健安全法に規定されている．
- □校長，保健主事，養護教諭，教諭（担任），栄養教諭などは，常勤の学校保健関係職員であり，詳細を以下に示す．
  - ・校長が，学校保健活動の総括責任者である．
  - ・保健主事は，学校保健活動の計画の立案・調整を行う．
  - ・栄養教諭は，栄養指導，食育推進を行う．
- □学校三師（学校医，学校歯科医，学校薬剤師）は，非常勤の学校保健関係職員である．
- □学校医・学校歯科医・学校薬剤師は，学校保健安全計画の立案に参加する．
- □学校薬剤師は，学校環境の衛生検査や医薬品管理の指導助言を行う．
- □学校保健安全法により学校長は，感染症を理由に出席を停止させることができる．
- □学校感染症は，1〜3種に分類される（表11）．
- □インフルエンザの出席停止期間の基準は，「発症後5日を経過し，かつ解熱した後2日（幼児は3日）を経過するまで」である．
- □戦後，国民の食生活に大きな変化が生じたことなどを背景とし，児童・生徒の身長や体重は増加傾向を示してきたが，近年は横ばいである．
- □児童・生徒の体力・運動能力は，1980年以降から低下傾向を示している．
- □学校保健の対象である年齢層の死亡は，すべての年齢層のうちで最も低く，主な死因は悪性新生物，不慮の事故，自殺などである．
- □小学生の被患率1位はう歯，2位は裸眼視力1.0未満で，中高生では1位と2位が逆転する．なお，う歯は減少傾向，裸眼視力1.0未満は増加傾向である．

表11 学校感染症

分類	疾患名	種類の考え方・出席停止期間の基準
第1種	エボラ出血熱, クリミア・コンゴ出血熱, 痘そう, 南米出血熱, ペスト, マールブルグ病, ラッサ熱, 急性灰白髄炎, ジフテリア, 重症急性呼吸器症候群 (SARS), 中東呼吸器症候群 (MERS), 特定鳥インフルエンザ (H5N1・H7N9)	・感染症法の1類と結核を除く2類感染症. なお, 感染症法により新型インフルエンザなどの感染症, 指定感染症, 新感染症も1類感染症とみなす ・出席停止期間の基準は「治癒するまで」
第2種	インフルエンザ (鳥インフルエンザ, 新型インフルエンザなどの感染症を除く), 百日咳, 麻しん, 流行性耳下腺炎, 風しん, 水痘, 咽頭結膜炎, 結核, 髄膜炎菌性髄膜炎	・空気感染もしくは飛沫感染し, 児童・生徒の罹患が多く, 学校において流行を広げる可能性が高い感染症 ・出席停止期間の基準は「感染症ごとに, 個別に決められている」
第3種	コレラ, 細菌性赤痢, 腸管出血性大腸菌感染症, 腸チフス, パラチフス, 流行性角結膜炎, その他の感染症 (通常学校でみられないような重大な流行が起こった場合)	・学校教育活動を通じ, 学校において流行を広げる可能性がある感染症 ・出席停止期間の基準は「病状により学校医, その他の医師において感染のおそれがないと認めるまで」

第2章 衛生学・公衆衛生学

1. 成人・高齢者の保健

1. 成人保健　▪▪▪▪▪

□わが国の主な死因および疾病構造は, 戦後に感染性疾患から悪性新生物, 心疾患, 脳血管疾患などの生活習慣病に変化した.

□生活習慣病には, 癌, 脳血管疾患, 心疾患, 糖尿病, 高血圧症, 脂質異常症などがある.

□生活習慣病は, 国民総死亡の約6割を占めている.

□生活習慣病の背景因子として, 環境因子, 遺伝因子, 生活習慣がある.

□生活習慣には, 食生活, 運動, 喫煙, 飲酒, 休養などがある.

□悪性新生物・心疾患・肺炎の粗死亡率は，高齢化の影響から増加傾向にあるが，年齢調整死亡率をみると減少傾向である．

□主な悪性腫瘍のリスク因子を**表 12** に示す．

表 12　主な悪性腫瘍のリスク因子

胃癌	高塩分食，喫煙，ピロリ菌	乳癌	喫煙，飲酒，閉経後の肥満
食道癌	喫煙，飲酒，熱い飲食物	肝癌	喫煙，飲酒，B 型・C 型肝炎ウイルス
大腸癌	喫煙，飲酒，肥満，高脂肪食	肺癌	喫煙，大気汚染
皮膚癌	紫外線	子宮頸癌	喫煙，ヒトパピローマウイルス

□わが国の胃癌の年齢調整死亡率は，男女ともに減少傾向である．

□虚血性心疾患のリスク因子は，脂質異常症，高血圧，喫煙，糖尿病，肥満などである．

□脳血管疾患のリスク因子として，高血圧，脂質異常症などがあげられる．

□LDL（低比重リポ蛋白質）は，コレステロールを全身へ運ぶ役割を担っており，増加すると動脈硬化などを発症させる．

□HDL（高比重リポ蛋白質）は，増加したコレステロールを回収・除去し，動脈硬化などを抑制する．

□適度の飲酒や運動は，HDL コレステロールを上昇させるという報告がある．

□糖尿病に対する治療には，まずは食事療法と運動療法がある．

□人口を 3 区分した場合，0〜14 歳を年少人口，15〜64 歳を生産年齢人口，65 歳以上を老年人口という．

□年少人口と老年人口を合わせて，従属人口という．

□年少人口指数は，「（年少人口÷生産年齢人口）×100」で示される．

□老年人口指数は，「（老年人口÷生産年齢人口）×100」で示される．

□従属人口指数は，「（従属人口÷生産年齢人口）×100」で示される．

□老年化指数は，「（老年人口÷年少人口）×100」で示される．

□メタボリックシンドローム（内臓脂肪症候群）の診断基準では，運動不足や過食などの生活習慣によって生じる内臓脂肪蓄積のほかに，高血糖，脂質異常，高血圧のうち2つ以上を合併することが条件となる．

2. 高齢者保健

□日本の年齢構成は高齢化し，年少人口および生産年齢人口は減少傾向，老年人口は増加傾向にある．

□総人口に占める割合は年少人口が11.8％，生産年齢人口が59.4％，老年人口が28.9％である（2021年）．

□65歳以上では，有訴者率が約4割，通院者率も約7割と高くなっている．

□筋や関節などの運動器の障害によって，身体能力（移動機能）が低下した状態をロコモティブシンドロームといい，日本整形外科学会が提唱した概念である．

□QOL（Quality Of Life）とは「生活の質」のことであり，健康日本21においても重要視されている概念である．

□病気やケガのため身体を動かせないことにより，筋骨格系，呼吸器・循環器系，精神神経系などに障害が起こり，日常生活自立度が低下した状態を廃用症候群という．

□後期高齢者医療制度（長寿医療制度）の対象は，75歳以上（65歳以上の一定障害者を含む）の高齢者が対象である．

□後期高齢者医療制度の運営主体は，市町村が加入する後期高齢者医療広域連合である．

□後期高齢者医療制度の財源負担は，患者負担を除き，後期高齢者の保険料が1割，現役世代からの支援が4割，公費負担が5割である．

□後期高齢者医療制度の患者負担は，一般所得者等1割，一定以上所得者2割，現役なみ所得者3割である．

□高齢者医療確保法に基づき40～74歳までの人については特定健診および特定保健指導が実施され，その実施を医療保険者に義務づけている．

□メタボリックシンドロームに着目した健診である特定健診において，生活習慣の改善が必要と判定された者に，医師や保健師，管理栄養士などが特定保健指導を行う．

第2章　衛生学・公衆衛生学

33

□介護保険は，最も新しい社会保険制度で現金給付をベースとする．
□介護保険の保険者は，市町村および特別区である．
□介護保険の保険料は，所得水準に応じて40歳以上のすべての国民が
支払い，要介護状態になった時，原則1割（一定以上所得者2割，
現役なみ所得者3割）の利用者負担で介護サービスが提供される．
□介護保険では，65歳以上の第1号被保険者と，40歳以上65歳未満の
第2号被保険者に分けられる．
□介護保険法における介護認定は，要支援が2段階に，要介護が5段階
に分類されている．
□介護保険の給付を受けるには，市町村の介護認定審査会において要介
護認定を受ける．
□介護保険の認定は，訪問調査に基づくコンピューターによる一次判定
に主治医の意見書を考慮し，介護認定審査会による二次判定にて決
定される．

J. 感染症

1. 感染と感染症 ■■■■■

□病原体が宿主の体内に侵入して増殖することを感染という．
□感染によりなんらかの症状を呈するものを感染症（顕性感染）という．
□病原体が体内に侵入してから最初の症状が現れるまでの期間を潜伏期
という．
□代表的な微生物の潜伏期は，「黄色ブドウ球菌（食中毒）：数時間，ボ
ツリヌス菌：12〜36時間，腸炎ビブリオ：6〜24時間，コレラ：1〜
3日，ノロウイルス：1〜2日，インフルエンザ：1〜3日，マイコプ
ラズマ肺炎：2〜3週間，B型肝炎ウイルス：1〜3カ月，エイズウイ
ルス：平均10年」である．
□感染しても発病しないものを不顕性感染といい，日本脳炎や急性灰白
髄炎（ポリオ）などでは多くが不顕性感染となる．
□感染成立の3要因として，感染源，感染経路，感受性宿主があげられる．
□感染力が弱い病原体が，感染に対して抵抗力が低下しているヒトへ感
染することを日和見感染といい，原因微生物として緑膿菌や真菌
（カンジダなど）などがあげられる．

□新たに出現した感染症を新興感染症という（**表 13**）.

表 13　新興感染症

・O-157	・SARS
・高病原性鳥インフルエンザ	・エボラ出血熱　など

□以前から存在し，再び増えるおそれのある感染症を再興感染症という
（**表 14**）.

表 14　再興感染症

・結核	・マラリア
・コレラ	・抗生剤耐性菌感染症　など

□感染症法は，感染症の発生予防やまん延の防止を目的とする法律で
1〜5 類感染症，新型インフルエンザ等感染症，指定感染症，新感染
症の分類を設けている.

□感染症の類型（4・5 類などは省略）を**表 15** に示す.

表 15　感染症の類型

分　類	感染症名	定　義
1 類感染症 （7 疾患）	エボラ出血熱，クリミア・コンゴ出血熱，痘そう，南米出血熱，ペスト，マールブルグ病，ラッサ熱	感染力や罹患した場合の重篤性などに基づく総合的な観点からみた危険性がきわめて高い感染症
2 類感染症 （7 疾患）	急性灰白髄炎，結核，ジフテリア，重症急性呼吸器症候群（SARS），中東呼吸器症候群（MERS），鳥インフルエンザ（H5N1，H7N9）	感染力や罹患した場合の重篤性などに基づく総合的な観点からみた危険性が高い感染症
3 類感染症 （5 疾患）	コレラ，細菌性赤痢，腸管出血性大腸菌感染症，腸チフス，パラチフス	感染力や罹患した場合の重篤性などに基づく総合的な観点からみた危険性は高くないものの，特定の職業に就業することにより感染症の集団発生を起こしうる感染症

第 2 章　衛生学・公衆衛生学

35

2. 感染源（病原体）

□感染の原因となる微生物・構造物を感染源（病原体）といい，寄生虫，真菌，細菌，ウイルスなどがあげられる．

□寄生虫は，細胞壁をもたない真核生物で，単細胞の原虫，多細胞の蠕虫に分けられる．

□真菌は，細胞壁をもつ真核生物で，カビや酵母などがこれにあたる．

□細菌は，細胞壁をもつ原核生物で，細胞壁の違いによりグラム陽性菌と陰性菌に分けられる．

□スピロヘータはらせん状の細菌で，梅毒トレポネーマなどがあげられる．

□細胞の外では，増殖できない病原性細菌を偏性細胞内寄生菌といい，リケッチアやクラミジアなどがあげられる．

□ウイルスは生きた細胞に寄生し，細菌などと異なり細胞構造をもたない遺伝情報（DNA または RNA の一方のみ）が膜に包まれた単純な粒子状構造物である．

□代表的な病原体を表 16 に示す．

表 16　病原体

原　虫	マラリア（ハマダラ蚊により媒介），トキソプラズマ，アメーバ赤痢
真　菌	カンジダ，白癬菌（足白癬はいわゆる「水虫」）
細　菌	コレラ，百日咳菌，破傷風，ボツリヌス，ジフテリア，結核
ウイルス	ヘルペス，日本脳炎，ポリオ，狂犬病，麻疹，風疹，エイズ
リケッチア	ツツガムシ病，発疹チフス
クラミジア	オウム病（鳥類からヒトに感染），トラコーマ（伝染性の角結膜炎）
スピロヘータ	梅毒トレポネーマ

□酸素がない環境下で増殖する嫌気性菌の破傷風菌やガス壊疽菌群は，土壌などを病原巣とする．

□ヒトとヒト以外の脊椎動物の両方に感染するような感染症を人畜共通感染症といい，狂犬病や日本脳炎などがこれに相当する．

□症状は呈さないが病原体を保有，無自覚の者を保菌者といい，危険な感染源となる．

3. 感染経路　■■■■■

□病原体が感染源から出発し，他の宿主に侵入するまでの道筋を感染経路という．

□感染経路は，母子間の胎盤・産道・母乳を介する垂直感染（母子感染）と，それ以外の水平感染に分けられる．

□病原巣との距離的・時間的関係から水平感染は，さらに接触感染，飛沫感染，空気感染，媒介物感染，媒介動物感染に分類される．

□接触感染は，接触，性交，土壌などによる感染で，梅毒，B型肝炎，HIV感染症などがあげられる．

□感染者の咳などに含まれる飛沫を吸い込むことで生じるものを飛沫感染といい，インフルエンザ，百日咳などがあげられる．

□飛沫が乾燥した小さな飛沫核が空気中に漂うことで生じるものを空気感染といい，麻疹，水痘，結核などがあげられる．

4. 宿主の感受性　■■■■■

□感染に対する固体の感受性は，人種，遺伝，年齢，性，栄養，習慣，疲労度，免疫の有無などにより異なる．

□特定の感染症に対する特異的な抵抗力を有している状態を免疫といい，自然な感染または予防接種による能動免疫や，他の個体の抗体を受けとる受動免疫に分けられる．

□能動免疫には，自然な感染による自然能動免疫と，ワクチン接種などによる人工能動免疫がある．

□受動免疫には，胎盤や母乳を介して母親から抗体を得る自然受動免疫と，血清療法や免疫グロブリン製剤投与による人工受動免疫がある．

5. 感染症の予防対策　■■■■■

□感染症の予防は，感染源，感染経路，感受性宿主の3要因に対して適切に実施することが基本となる（表17）．

□予防接種は，弱毒化・無毒化した病原体の抗原(ワクチン)を生体に接種して獲得免疫反応を促し，宿主の抵抗力を上げて感染予防を図る．

第2章　衛生学・公衆衛生学

表17　感染症の予防

感染源の対策	感染源の発見，隔離など
感染経路の対策	換気，マスクの使用，手洗い，消毒，学校や事業所などの臨時休業，媒介動物などの駆除など
感受性宿主の対策	一般的抵抗力の増強，予防接種，免疫グロブリン投与など

□予防接種は，感染の流行を防ぐ集団予防と，個々人の感染症罹患を防ぐ個人予防を目的とする．

□ワクチンは，弱毒生ワクチンと広義の不活化ワクチンに分けられる．

□感染性を弱めた病原体を利用するワクチンを弱毒生ワクチンといい，強い免疫を得られるが，感染症状を呈する場合がある．例えば，結核（BCG），麻疹，風疹，水痘，黄熱，流行性耳下腺炎（ムンプス）などがある．

□広義の不活化ワクチンは，さらに狭義の不活化ワクチン，成分ワクチン，遺伝子組み換えワクチン，トキソイドに分けられる．

□死滅させた病原体を利用するワクチンが狭義の不活化ワクチンである．例えば，ポリオ，日本脳炎，A型肝炎，インフルエンザである．

□病原体の抗原成分のみを精製して利用するものが成分ワクチンである．例えば，百日咳である．

□遺伝子組換え技術を用いて，大腸菌や酵母につくらせた抗原を利用するものが遺伝子組み換えワクチンである．例えば，B型肝炎，ヒトパピローマウイルスである．

□病原体の産生する毒素を無毒化したものを利用するものがトキソイドである．例えば，ジフテリア，破傷風である．

□予防接種は，予防接種法によって受けるように努めなければならい推奨接種と，法によらない任意接種に分けられる．

K. 消　毒

1.　消毒法の一般　■■■■■

□健全な家庭生活や社会生活を営むために消毒が必要となる．

□すべての微生物を死滅させて除去すること滅菌という．

□人体に有害な病原微生物をある程度減らし，伝播を防止することを消毒という．

□微生物の増殖を抑制し，腐敗を防ぐことを防腐という．

□冷蔵や塩漬けなどは，防腐に相当する．

□消毒・滅菌ともに血液や蛋白質，脂質などの有機物などが存在すると効果が減弱するため，事前に十分な洗浄が必要である．

2. 種類と方法 ■■■■■

□消毒法・滅菌法には，光や熱による理学的方法と化学薬剤による化学的方法がある．

□理学的消毒法・滅菌法の詳細を以下に示す．

・日光消毒：日光に含まれる赤外線や紫外線を用いた消毒法をいう．

・紫外線消毒法：一般に 254 nm の紫外線が用いられ，器具の保管時などに利用される．

・煮沸法：100℃のお湯で 15 分間以上加熱する消毒法をいう．

・低温消毒法：65℃前後の温度で 30 分以上加熱する消毒法をいい，牛乳やワインの消毒に利用される．

・焼却法：病原微生物に汚染された廃棄物などに利用される．

・乾熱滅菌法：乾燥空気中で加熱する滅菌法で，160℃ /2 時間～190℃ /30 分の条件で行う．

・高圧蒸気滅菌法（オートクレーブ）：121℃，2 気圧，15 分の条件などで行う．

・γ 線滅菌：シリンジやチューブ類などの熱に弱い器具などに用いる．

□化学的消毒法・滅菌法の詳細を以下に示す．

・酸化エチレンガス滅菌法：光学器械類などに利用し，残存ガスに注意が必要である．

・過酸化水素低温ガスプラズマ滅菌法：過酸化水素をプラズマ状態にして滅菌する方法をいう．

・消毒薬（化学物質）による消毒（スポルディングの分類）を表 18 に示す．

□消毒薬の効力を左右する要素として，温度，濃度，時間があげられる．

□グルタラール，フタラール，過酢酸などは，皮膚や粘膜などの生体には利用できない．

第2章 衛生学・公衆衛生学

39

表18　スポルディングの分類

高水準消毒	芽胞が多数存在する場合を除き，すべての微生物を死滅させる．なお，グルタラール，フタラール，過酢酸などがある
中水準消毒	結核菌，栄養型細菌，ほとんどのウイルスや真菌を死滅させるが芽胞は残る．なお，次亜塩素酸ナトリウム，ポビドンヨード，エタノール，フェノールなどがある
低水準消毒	ほとんどの栄養型細菌，ある種のウイルス，ある種の真菌を死滅させる．なお，両性界面活性剤，第四級アンモニウム塩，クロルヘキシジンなどがある

□次亜塩素酸ナトリウムやポビドンヨードなどは金属腐食性があり，金属器具には使用できない．

□吐しゃ物などによる汚染物の消毒には，次亜塩素酸ナトリウムが用いられる．

3. 消毒法の応用　■■■■■

□手指の消毒には，水を使って手をこすり合わせる機械的清拭法や，酒精綿などを用いる化学的清拭法がある．

□手指の消毒では，石鹸と流水を用いて少なくとも30秒くらいの手洗いを行い，必要に応じてアルコール系速乾式手指消毒薬などを使用する．なお，水は冷水より温水を用いたほうが効果が高い．

□術前の手洗いでは，肘関節まで3～6分かけて行う．

□手洗いの手順を**表19**に示す．

表19　洗いの手順

①手掌を合わせて洗う	④指の間を洗う
②手の甲を伸ばすように洗う	⑤親指と手掌をねじり洗いをする
③指先，爪先の内側を洗う	⑥手首も忘れずに洗う

□手洗いにおいて洗い残しが生じやすい部位は，指先，手の甲，指の間，親指のつけ根，手首などがあげられる．

□流水による手洗いができない場合は，酒精綿（アルコール）や速乾性擦式消毒薬などを用いてもよい．

□手術野の消毒には，グルコン酸クロルヘキシジン，ポビドンヨード，塩化ベンザルコニウム，両性界面活性剤などが用いられる．

□通常，予防接種における皮膚の消毒はアルコール（エタノール）が用いられる．

□米国疾病管理予防センターが推奨する院内感染予防の基本は，第1段階のスタンダードプリコーション（標準予防策）と第2段階の感染経路別予防策を順守することである．

□スタンダードプリコーションとは，すべての患者の血液や分泌物などの湿性物質に感染の危険があると考えて対応する感染予防策のことで，手洗いや手袋，マスク，ガウンの着用などが推奨されている．

□感染経路別予防策は，スタンダードプリコーションだけでは予防できない感染性の強い，あるいは疫学的に重要な病原体に用いられ，特に空気感染，飛沫感染，接触感染の3つの感染経路への対策が重要である．

L. 疫 学 □□□□□

□人間集団における疾病の分布と，その発生原因を研究する科学を疫学という．

□疾病発生の要因は，病因，宿主要因，環境要因に分類され，これらを疫学の三大要因と呼ぶ．

□対象者全員を調べる方法を悉皆（全数）調査といい，全集団から一部を抽出して調査する方法を標本調査という．標本調査の標本は，偏りを減らすため無作為に抽出する．

□悉皆（全数）調査は，時間と費用の点で標本調査に劣るが，対象の選択や計画立案が容易である．

□疫学研究は観察研究と介入研究に大別され，観察研究は記述疫学と分析疫学に分けられる．

□記述疫学は，疾病発生の原因が不明の場合，人・空間（場所）・時間の三方面からその疾病の特徴を正確に記述し，発生原因に関する仮説の設定を目的に行う．

□分析疫学は，記述疫学などで得られた仮説の証明を目的に行うもので，コホート研究や症例対照研究がある．

□コホート研究は，ある要因に暴露した集団（暴露群）と暴露していない集団（非暴露群）を一定期間にわたり追跡調査するものである．例えば，喫煙者群と非喫煙者群を数十年にわたって追跡調査し，肺癌の発生を調べるなどである．

□コホート研究は，観察期間が長いが情報の信頼度は高い．ただし，発生がまれな疾患の研究には適さない．

□症例対照研究は，ある疾患の患者群とその疾患ではない対照群の要因への暴露を過去にさかのぼり比較するものである．例えば，肺癌患者群と肺癌でない対照群の過去の喫煙履歴を調べるなどである．

□症例対照研究は，労力と費用の点において負担が少ないがバイアス（偏り）が生じやすく，コホート研究に比べて信頼性が低い．

□介入研究とは，疾患の危険因子などに実験的な予防や治療などの介入を行い，介入群と非介入群を比較して疾病の増減などを確かめる研究方法である．

□介入研究では，無作為化（ランダム化）比較試験が最も信頼性が高い手法である．なお，無作為化（ランダム化）は，対象者を介入群と非介入群に分ける方法の一つである．

□疫学研究におけるエビデンス（証拠）のレベルは，「専門家の意見」「症例報告」「記述疫学」「症例対照研究（分析疫学）」「コホート研究（分析疫学）」「無作為化比較試験（介入研究）」の順に高くなる．

□疫学研究を行う場合，推定値と真の値の間に誤差（ずれ）が生じ，まったくの偶然で確率的に生じる偶然誤差と，ある要因の影響によるバイアス（偏り）がある．

M. 保健統計 ——————————————— □□□□□

□人口統計のうち，ある一時点に固定して人口の規模や構成を調べる統計を人口静態統計といい，国勢調査はこれに相当する．

□国勢調査は5年に1度，国（総務省統計局）が行い，10月1日午前0時現在の常住人口の事実を全世帯について直接調べる全数調査である．

□人口の構造を性別と年齢別にグラフにしたものを人口ピラミッドと呼ぶ．

□わが国の人口ピラミッドは，昭和25年ごろの「ピラミッド型」から

昭和45年ごろの「つりがね型」を経て，現在の2つの膨らみをもつ「つぼ型」にいたる.

□人口ピラミッド各類型の特徴を**表20**に示す.

表20　人口ピラミッド

ピラミッド型	多産多死の傾向，発展途上国に多い
つりがね型	少産少死の傾向，人口の増減が少なく，先進国に多い
つぼ型	出生率が極端に減少，日本や欧州の一部にみられる

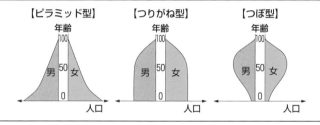

【ピラミッド型】　　【つりがね型】　　【つぼ型】

年齢　　　　　年齢　　　　　年齢
100　　　　　100　　　　　100

男　50　女　　男　50　女　　男　50　女

0　　　　　　0　　　　　　0
人口　　　　　人口　　　　　人口

□多産多死から多産小死を経て少産少死にいたる，生死の数的変化の現象を人口転換という.

□人口統計のうち，一定期間内に発生した出生，死亡，死産，婚姻，離婚などに関する統計を人口動態統計といい，1年間に各市町村で受けた届出について保健所を経て都道府県を経由し，厚生労働省で集計される.

□（粗）死亡率は，「(1年間の死亡数÷人口)×1,000」で求められ，11.7（2021年）である.

□異なる年齢構成の集団を比較するため，年齢構成の影響を計算により調整した死亡率を年齢調整死亡率という.

□X才の人があと何年生きられるかを表した期待値を平均余命，0歳児の平均余命を平均寿命という. 日本の平均寿命は，男81.3年，女87.3年（2018年）である.

□50歳以上における死亡数の全死亡総数に対する割合を50歳以上死亡割合（PMI）といい，この値が大きいと長生きして死ぬ者が多いことを意味する.

□2021年のデータでは，わが国の死因順位は第1位から悪性新生物，心疾患，老衰，脳血管疾患，肺炎の順である．

□（粗）出生率は，「（1年間の出生数÷人口）×1,000」で求められ，6.6（2021年）である．

□一人の女性が一生の間に産む子どもの数を年齢別特殊出生率と呼び，1.30（2021年）である．なお，15〜49歳までの女子の年齢別出生率を合計したものを合計特殊出生率という．

□合計特殊出生率の女児だけについて求めた指標を総再生産率という．

□総再生産率に，母親世代の死亡率を考慮に入れたものを純再生産率という．

□国民生活基礎調査は，保健，医療，福祉，年金，所得などに関し，世帯と世帯員を対象に調査するもので，3年ごとに大規模調査（中間年の2年は小規模・簡易調査）が行われている．この調査から有訴者率などが得られる．

□患者調査は，傷病の状況などの実態を明らかにするための調査で，医療機関を対象に3年ごとに行われ，受療率などが得られる．

N. 国際保健 ——————————————— □□□□□

□WHOは世界的な保健機関で，ジュネーブに本部が設置され，2021年の加盟国は194カ国である．

□WHOの主な活動として，感染症対策，世界各国の衛生統計，水質などの基準作成，医薬品供給，技術協力，研究開発などがあげられる．

□民間のシンクタンクであるローマ・クラブは，「成長の限界」という報告書をまとめ，経済成長には限界があるという警告を発した．

□国際協力の中で，行政上の調整や技術などの情報交換などを行い，自国の向上を目的にするものを国際交流という．

□国際協力の中で，人的あるいは物的な資源を提供して，相手国の向上を目的にするものを国際協力といい，国際協力機構（JICA）はこれにあたる．

□JICAは国際協力機構，ODAは政府開発援助のことである．

□国際労働機関（ILO）は，全世界における労働者の労働条件の改善を目的とする国連の専門機関である．

第3章
関係法規

A. 免許・名簿

1. あはき法の成立

□明治44年に，内務省令の営業取締規則によって全国一律の営業免許となった.

□昭和22年に，あはき柔整等営業法によって医師と同じ身分免許となった.

2. 業

□公衆または特定多数人を対象に反復継続の意思をもって，施術行為を行うことを業という.

□業において，対価としての報酬（料金）の有無は関係ない.

3. 免許の資格要件

□免許を受けるためには，積極的要件を満たし，消極的要件に該当しないことが必要である.

□免許を受けるために絶対に必要な要件を積極的要件という.

□積極的要件を表1に示す.

表1 積極的要件

①文部科学大臣の認定した学校または厚生労働大臣の認定した養成施設において，一定年限以上の間に，解剖学，生理学，病理学，衛生学，その他これら施術者に必要な知識および技能を修得すること
②厚生労働大臣の行う試験（国家試験）に合格すること

□消極的要件は相対的欠格事由ともいい，「該当する者には免許を与えないことがある要件」のことである.

□消極的要件（相対的欠格事由）を表2に示す.

□消極的要件（相対的欠格事由）に該当した場合，厚生労働省の判断で「免許を与えない」または「免許取り消し」となることがある.

表2　消極的要件（相対的欠格事由）

①心身の障害により，あはき師の業務を適正に行うことができない者
②麻薬，大麻またはアヘンの中毒者
③罰金以上の刑に処せられた者
④あはきの業務に関し，犯罪または不正行為があった者

4. 免　許　■■■■■

□免許の申請には，「合格証書の写し」「戸籍の謄本か抄本または本籍記載のある住民票の写し」「欠格事由に関わる特定の診断書」を添えて，厚生労働大臣に提出する必要がある.

□免許の交付とは，試験財団の施術者名簿に登載された時をいう.

□はり師，きゅう師は，名簿に登録された時から業務を開始できる.

□名簿への登載事項を表3に示す.

表3　名簿への登載事項

①登録番号と年月日	⑥処分に関する事項
②本籍の都道府県	⑦再免許の場合はその旨
③氏名と生年月日	⑧書き換え交付と再交付に
④性別	関する事項
⑤合格の年・月	⑨消除に関する事項である

□免許証を破り，汚し，失った場合は，免許の再交付を申請できる.

□再交付申請書は，厚生労働大臣に提出する必要がある.

□免許証が再交付を受けた後に出てきた時は，免許証を5日以内に厚生労働大臣に返納する.

□「本籍の都道府県」「氏名」など，免許証の記載事項に変更が生じた場合は30日以内に書換え交付の申請をしなくてはならない.

□免許証は，「名簿登録の消除を申請した場合」「免許を取り消された場合」「免許証の書換交付した場合」「再交付後に免許が見つかった場合」などは返納する必要がある.

□施術者の身分の消滅する場合を表4に示す.

表 4　施術者身分の消滅

①施術者の自発的意思に基づく免許取消し
②厚生労働大臣の職権による免許取消し（欠格事由に該当した場合）
③施術者の死亡または失踪宣告

B. 業　務

1. 施術上の制限　■■■■■

☐ はり師，きゅう師の外科手術および医薬品の投与・指示は「あはき法」第4条で禁止されているが罰則規定はなく，行った場合は医師法などで処罰される.

☐ 守秘義務があはき法に規定されており，施術上知り得た個人情報を他人に漏らした場合は 50 万円以下の罰金となる.

☐ 無免許であはき業を行った者は，50 万円以下の罰金となる.

☐ 医師の同意なく，脱臼・骨折患者へマッサージ施術を行った場合は30 万円以下の罰金となる.

☐ はり師の刺鍼前の消毒義務が，あはき法に規定され，違反すると 30万円以下の罰金となる.

2. 施術所に関する規則　■■■■■

☐ 施術所を開設した場合は，開設後 10 日以内に保健所を経由して，知事，保健所設置市は市長，東京都は区長に届け出なければならない.

☐ 施術所の届出事項を表5に示す.

表 5　施術所の届出事項

・開設者の氏名・住所	・業の種類
・開設年月日	・従事する施術者
・施術所の名称	・視覚障害の有無
・開設場所	・構造設備の概要と平面図

☐ 施術所を休止・再開・廃止した場合は，10 日以内に届け出なければならない.

☐ 施術所の無届や虚偽記載は，30 万円以下の罰金となる.

□もっぱら出張で開業を行う者も，業務開始時に届け出が必要である．

□一定期間，他の都道府県で業務を行う時は，前もってその地の知事に，期間と場所を届け出る必要がある．

□施術所の構造設備条件を**表6**に示す．

表6　施術所の構造設備条件

・6.6 m^2 以上の専用施術室と 3.3 m^2 以上の待合室
・施術室は面積の 1/7 以上が開く窓，または換気装置
・施術器具，手指などの消毒設備

□施術所の衛生面の措置として，常に清潔であること，十分な採光・照明と換気があげられる．

□開設時やその他の臨検検査を拒むと 30 万円以下の罰金となり，臨検の結果，改善命令に従わない場合も同様である．

C. 広　告

1. 広告制限　　■■■■■

□あはき師法に規定される広告可能な事項を**表7**に示す．

表7　広告可能な事項

①施術者である旨ならびに施術者の氏名および住所
②業務の種類
③施術所の名称，電話番号および所在の場所
④施術日または施術時間
⑤その他，厚生労働大臣が指定する事項
　・医療保険療養費支給申請ができる旨（医師の同意があった場合に限る）
　・もみりょうじ，やいと，えつ
　・小児鍼
　・予約に基づく施術の実施
　・休日または夜間の施術の実施
　・出張による施術の実施
　・駐車設備に関する事項

□広告することはできない事項として，技能，施術法，経歴，施術料，免許業種以外の治療などがあり，また病院や診療所に似た名称も使用できない．

□広告違反があった場合は，30万円以下の罰金であるが，経営者が別にいる場合は両罰規定として，ともに罰せられる．

D. その他の法律

1. 医療法 ■■■■■

□医療法は，医療施設の規定，良質な医療提供のための体制の整備に関する基本法規である．
□インフォームド・コンセント（説明と同意）に関しては，医療法の中に規定されている．
□診療所は，19床以下（無床を含む）のものである．
□診療所開設は，原則，届出制である．
□病院は，20床以上（常時3人以上の医師）のものである．
□病院の開設には，開設地の都道府県知事の許可制である．
□地域医療支援病院は，原則200床以上の入院施設を有し，救急医療を提供する能力などを有することを必要とし，開設には都道府県知事の承認を必要とする．
□特定機能病院は，400床以上の入院施設を有し，高度医療の提供，高度医療技術の開発・評価，高度医療に関する研修などを行う能力を有し，開設には厚生労働大臣の承認が必要である．
□助産所は，妊婦・産婦または褥婦が9人以下の入所施設であり，開設後10日以内に都道府県知事に届出が必要である．
□助産所の開設者は，嘱託する医師および病院，診療所を定めておく必要がある．

2. 医師法 ■■■■■

□絶対的欠格事由（絶対に免許を与えない）として，未成年者があげられる．
□相対的欠格事由（免許が与えないことがある）は，表8の4つがあげられ，一つでも該当する場合は，免許の取消または業務停止となることがある．
□医師として相対的欠格事由に該当，または品位を損なうような行為がある場合は，免許の取消，業務停止などの処分を受ける．

49

表 8　相対的欠格事由

①心身の障害により医師の業務を適正に行うことができないものとして厚生労働省令で定める者
②麻薬・大麻・アヘンの中毒者
③罰金以上の刑に処せられた
④前号に該当する者を除き，医事に関し，犯罪または不正の行為のあった者

□厚生労働大臣は，行政処分を受けた者で，再免許を希望する者に対して再教育研修を受けるよう命ずることが可能である．
□医師は2年以上，医学を履修する過程をおく大学に付属する病院，または厚生労働大臣の指定する病院において臨床研修を受けなければならない．
□医師は，正当な事由なしに診察治療の求め，および診断書・検案書・出生証明書・死産証書などの交付の求めを拒めず，これを応招義務という．なお，医業報酬の不払いでも，ただちに理由としての拒否をできない．正当な事由とは，医師の不在・病気などにより事実上，診察不可能な場合などに限られる．
□患者を自ら診察しない無診察治療などは禁止されている．なお，診察をした際には本人，または保護者に対して保健指導を行わなければならない．
□診療録は，診察時に診療録を記載し，最終診療日から5年間保存しなければならない．

3.　個人情報の保護に関する法律（個人情報保護法） ■ ■ ■ ■ ■

□個人情報保護法は，個人情報を取り扱うすべての事業者を対象とする，個人情報の適切な取り扱いを目的とした法律である．
□個人情報保護法における個人情報とは，「生存する個人の情報で，氏名，生年月日，その他の情報により特定の個人を識別できるもの」とされる．
□厚生労働省の「医療・介護関係事業者における個人情報の適切な取り扱いのためのガイドライン」では，死者の情報も個人情報の対象とされる．

□医療機関や介護事業者における個人情報の例として，施術録，診療録，X線写真，処方箋，紹介状，ケアプランなどがあげられる．

□個人情報保護法の個人情報の取り扱いについて**表9**で示す．

表9　個人情報の取り扱い

・本人の同意を得た利用目的以外での利用の禁止
・本人の同意のない，第三者への提供の禁止
・本人からの求めがあった場合の開示，訂正，利用停止

A. 人体の構成

1. 細　胞

□細胞は生命の基本単位であり，人体は約60兆個の細胞で構成される.

□細胞は，細胞質や核などから構成され，細胞膜で囲まれる（**図1**）.

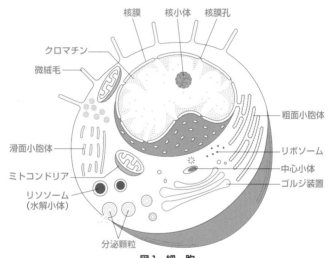

図1　細　胞

□核には，遺伝情報であるDNA（デオキシリボ核酸）が存在する.

□DNAを構成する塩基は，アデニン（A），チミン（T），グアニン（G），シトシン（C）である.

□RNA（リボ核酸）を構成する塩基は，アデニン（A），ウラシル（U），グアニン（G），シトシン（C）である.

□DNAは2本鎖であるが，RNAは1本鎖である.

□核膜は, 2重の膜であり, 多数の核膜孔が存在している.
□核には, リボソーム RNA 合成に関与する核小体が存在する.
□細胞膜は, 主にリン脂質の2重層で構成される.
□細胞膜には, さまざまな働きをもつ各種の蛋白質が存在する.
□特定の物質だけをとおす細胞膜の性質を選択的透過性という.
□細胞質中には, 特定の構造と特定の機能をもつ細胞小器官が存在する (表1).

表1 細胞小器官の機能

細胞内小器官	機 能
ミトコンドリア	アデノシン三リン酸 (ATP) を合成する
粗面小胞体	蛋白質合成に関与し, リボソームが表面に付着する
滑面小胞体	ステロイドホルモン産生やカルシウムの貯蔵などに関与する
ゴルジ装置	分泌蛋白顆粒の濃縮に関与する
リボソーム	蛋白質を合成する
リソソーム	細胞内消化に関係する
中心小体	有糸分裂に関係する

2. 組 織

□同様な形態や機能をもつ細胞が集合し, 組織を形成する.
□組織には, 上皮組織, 支持組織, 筋組織, 神経組織の4つが存在する.
□身体の表面を覆う組織が上皮組織である (表2).
□組織や器官の間を埋め, 身体の機能を支える組織を支持組織という.
□組織は, 細胞成分と細胞成分が産生した細胞間質によって構成される.
□支持組織は, 細胞成分に比べて細胞間質の割合が多い.
□支持組織は, さらに結合組織, 軟骨組織, 骨組織, 血液・リンパからなる.
□結合組織は, 線維性蛋白質の間に細胞が散在する構造である. なお, 線維性蛋白質とは膠原線維や弾性線維を, 細胞とは線維芽細胞などをいう.
□結合組織は, 疎性結合組織, 密性結合組織, 脂肪組織などに分類される (図2〜3, 表3).

表2 上皮組織と存在部位

上皮組織の種類	存在部位	模式図
単層扁平上皮	血管内皮，リンパ管，肺胞壁，漿膜	
重層扁平上皮	表皮，口腔，食道，直腸下部	
単層立方上皮	甲状腺の腺上皮，尿細管	
単層円柱上皮	胃腸粘膜の上皮，子宮内膜	
多列上皮	気道上皮	
移行上皮	膀胱，腎盂，尿管の上皮	収縮時 ↓ 伸展時

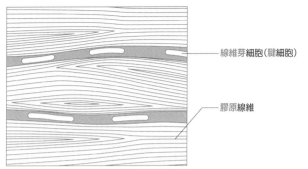

線維芽細胞（腱細胞）

膠原線維

図2　密性結合組織

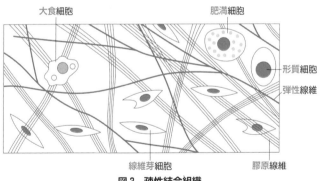

大食細胞

肥満細胞

形質細胞

弾性線維

線維芽細胞

膠原線維

図3　疎性結合組織

表3　疎性結合組織と密性結合組織の特徴

結合組織の種類	特　徴
疎性結合組織	線維が疎であり，皮下組織などが相当する
密性結合組織	線維が密であり，真皮や腱などが相当する

□軟骨組織は，硝子軟骨，弾性軟骨，線維軟骨に分類される（表4）.

表4　軟骨組織

軟骨の種類	例	模式図
硝子軟骨	関節軟骨，肋軟骨，気管軟骨，披裂軟骨，甲状軟骨，輪状軟骨	軟骨基質　軟骨小腔　軟骨細胞
線維軟骨	関節円板，椎間円板，恥骨結合	膠原線維　軟骨細胞
弾性軟骨	耳介軟骨，喉頭蓋軟骨，鼻軟骨	軟骨細胞　弾性線維

□筋肉は，筋細胞が集合したものであり，筋細胞と筋細胞の間は結合組織で埋まる.
□筋細胞の中には筋原線維が存在し，筋原線維は主に細いアクチンフィラメントと太いミオシンフィラメントの集まりからなる.
□骨格筋や心筋では，フィラメントが規則的に配列するため横紋がみられるが，平滑筋ではその配列が不規則なためみられない.
□骨格筋や心筋のように横紋がみられる筋を横紋筋という.
□横紋筋の筋原線維を光学顕微鏡でみると，明るいI帯（明帯）と，暗いA帯（暗帯）が交互に並ぶ.
□A帯（暗帯）の中央のやや明るくみえる部分をH帯という.
□I帯（明帯）の中央には，Z線という区切りが存在し，Z線とZ線の間を筋節（サルコメア）と呼ぶ.
□筋収縮は，アクチンフィラメントがミオシンフィラメントの間に滑り込むことで生じ，この収縮機序を滑走説と呼ぶ.

□筋収縮によってⅠ帯の長さが短くなるが，Ａ帯の長さは不変である.
□筋肉は，運動に関与する骨格筋，心臓の収縮に関与する心筋，主に内臓に存在する平滑筋の３つに大別できる（表5）.

表5　筋肉の種類とその特徴

分　類	存在部位	随意・不随意	支配神経	核	外形の特徴
骨格筋	骨格	随意	運動神経	多核	長さ数 cm の円柱状の細胞である
心　筋	心臓壁	不随意	自律神経	単核	枝分かれして隣接する心筋細胞は介在板で接合する
平滑筋	主に内臓	不随意	自律神経	単核	紡錘形の細胞である

□心筋細胞の介在板には，無機イオンを通す孔が存在するため，活動電位が容易に隣接する心筋細胞へ伝わる.

3. 器官・系統・人体

□組織が集まり，腎臓や胃などの特定の機能を有する器官となる.
□器官が集合して，循環器系や消化器系などの系統となる.
□系統が集まり，人体を構成する.

4. 人体の発生

□ヒトの細胞の染色体数は，46 個の 23 対である.
□染色体は，常染色体 44 個，性染色体 2 個からなる.
□受精とは，卵子と精子が合わさることである.
□受精は，卵管膨大部で起こり，受精の後すぐに卵割を開始する（図4）.
□受精卵は細胞分裂を繰り返し，2 細胞期，4 細胞期，8 細胞期，桑実胚，胚盤胞となり，子宮内膜に着床して妊娠が成立する.
□胚盤胞内部の細胞塊は，二層性胚盤，三層性胚盤を経て胎児本体となる.
□胚盤が内胚葉・中胚葉・外胚葉の 3 層になったものを三層性胚盤といい，各胚葉はさまざまな組織・臓器へ分化する（表6）.

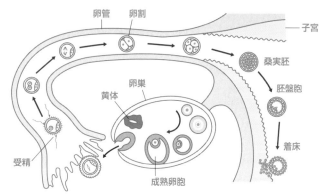

図4 受精と着床

表6 三胚葉の分化

胚 葉	分化する主な組織・器官
外胚葉	皮膚, 神経系 (脳, 脊髄, 末梢神経), 感覚器
中胚葉	骨, 軟骨, 結合組織, 筋, 脈管 (心, 血管), 腎臓
内胚葉	消化器 (胃腸, 肝臓), 呼吸器 (気管, 肺), 尿路 (膀胱, 尿道)

B. 運動器系—総論

1. 骨

□骨の役割として, 身体の支柱, 関節運動, 内臓・脳などの保護, カルシウムやリンの貯蔵, 造血機能があげられる.

□成人の骨格は, 約200個の骨で構成され, 長骨・短骨・扁平骨・含気骨・不規則骨に大別できる.

□長骨の両端を骨端, その間を骨幹と呼ぶ.

□骨内部に空洞を有する骨を含気骨といい, 上顎骨, 前頭骨, 篩骨, 蝶形骨, 側頭骨がこれにあたる.

□骨は緻密質や海綿質からなる骨質, 関節面と成長線にみられる軟骨質, 骨の中心にみられる骨髄, さらに骨表面を覆う骨膜から構成される.

□骨質の外層は緻密質，内層は海綿質である．

□長骨の骨端部には海綿質が多く，骨幹部には緻密質が多く存在する．

□骨内部には，細網組織である骨髄が存在し，成人では赤色骨髄と黄色骨髄が分けられる．

□赤色骨髄は造血機能をもつのに対し，黄色骨髄は脂肪で置換されて造血機能を失っている．

□骨は関節形成面を除き，線維性密性結合組織からなる骨膜に包まれる．

□骨膜には，血管や神経が豊富に存在する．

□関節軟骨には，血管が存在しないため，滑膜から分泌される滑液により栄養をとっている．

□骨の表層の緻密質は，血管を中心に同心円状の層板が並び，この層板をハバース層板という．

□骨表面に平行に配列する層板を基礎層板と呼ぶ．

□層板の中心に存在し，縦に走る血管腔をハバース管，横に走る血管腔をフォルクマン管と呼ぶ．

□ハバース管は，骨膜から血管を入れるフォルクマン管と交通し，骨表面にできた孔を栄養孔という．

□骨の発生様式には，軟骨内骨化と膜内骨化の2つの様式がある．

□軟骨内骨化は，軟骨組織による原型がつくられた後，軟骨組織が破壊され骨組織に置き換えられる様式で，この様式でつくられた骨は置換骨と呼ばれる．

□軟骨内骨化でつくられる骨として，体肢骨，脊柱，胸郭，頭蓋底の骨などがあげられる．

□膜内骨化は，結合組織中に軟骨を経ないで直接に骨組織が形成される様式で，この様式でつくられた骨は付加骨と呼ばれる．

□膜内骨化でつくられる骨として，脳頭蓋底を除く頭蓋骨や鎖骨があげられる．

□骨の長さの成長は，骨端軟骨による軟骨内骨化によって生じ，骨の太さの成長は骨膜による膜内骨化によって生じる．

2. 骨の連結

□骨の連結様式は，線維性の連結，軟骨性の連結，滑膜性の連結に分けられる．

- □骨と骨が線維性結合組織で連結されるものが線維性の連結であり，頭蓋骨間の縫合，歯根と歯槽骨の釘植，靭帯結合などがこれにあたる．
- □骨と骨が軟骨により連結されるものが軟骨性の連結であり，骨端軟骨結合，幼児の頭蓋底の蝶後頭軟骨結合，椎間円板，恥骨結合などがこれにあたる．
- □骨端軟骨結合と幼児の頭蓋底の蝶後頭軟骨結合は，硝子軟骨からなる．
- □椎間円板と恥骨結合は，線維軟骨からなる．
- □関節包を有し，狭義の関節が滑膜性の連結である．
- □一般的な関節は，関節頭と関節窩からなり，関節形成面は関節軟骨に覆われ，連結部は関節包に包まれて関節腔がつくられる．
- □関節包は，内層の滑膜と外層の線維膜より構成され，滑膜は滑液の分泌・吸収を行う．
- □滑液の働きとして，関節軟骨の栄養，物理的衝撃の緩和，関節の潤滑作用などがあげられる．
- □靭帯は，関節腔外にある関節包外靭帯と関節腔内にある関節包内靭帯に分けられる．
- □関節包内靭帯として，股関節の大腿骨頭靭帯や膝関節の前十字靭帯および後十字靭帯が存在する．
- □関節の補助装置には，線維軟骨からなる関節円板・関節半月・関節唇がある．
- □関節円板は胸鎖関節や顎関節に，関節半月は膝関節に，関節唇は肩関節や股関節に存在する．
- □関節軟骨は硝子軟骨で構成され，栄養分は滑液から供給される．
- □滑液包は，骨と筋の間や骨と腱の間に存在し，摩擦を軽減する．
- □関節は，関節を構成する骨数により単関節と複関節に分けられる．
- □単関節は2個の骨よりつくられる関節で，複関節は3個以上の骨によりつくられる関節である．
- □関節は運動軸の数により，一軸性関節，二軸性関節，多軸性関節に分けられる（表7）．
- □関節は，関節頭と関節窩の形状から表8のように分類される．

表7　関節運動の軸数による分類

分　類	例
一軸性関節	蝶番関節，車軸関節
二軸性関節	楕円関節，鞍関節
多軸性関節	球関節

表8　関節の形状による分類

分　類	例
球関節	肩関節，股関節
楕円関節	橈骨手根関節
蝶番関節	腕尺関節
顆状関節	中手指節関節
車軸関節	正中環軸関節
鞍関節	母指の手根中手関節
平面関節	椎間関節
半関節	仙腸関節

3. 骨格筋

- □ 骨格筋は，一般に関節をつなぐ形で存在するが，筋の一方が皮膚につく場合があり皮筋と呼ばれる．
- □ 骨格筋はその形態により，紡錘状筋，羽状筋，半羽状筋，多頭筋，多腹筋，鋸筋，輪筋などに分けられる．
- □ 紡錘状筋の中央部を筋腹，体幹に近い側を筋頭，遠い側を筋尾という．
- □ 一般に，筋の両端のうち運動の少ないほうを起始，大きいほうを停止という．なお，起始と停止がはっきりしない筋もある．
- □ 筋の収縮によって，関節角度が小さくなる運動を屈曲，大きくなる運動を伸展という．
- □ 筋の収縮によって，体肢を体幹に近づく運動が内転，体肢を体幹から遠ざかる運動が外転である．
- □ 筋の収縮によって，上腕や大腿などを骨の長軸を軸にして回転させる動きを回旋といい，前面を体幹に向けるようにねじる運動が内旋，後面を体幹に向けるようにねじる運動が外旋である．
- □ 回内・回外は，前腕の回転運動に用いられ，肘関節90°屈曲位の時に手のひらを伏せる位置が回内，手のひらを上に向ける位置が回外である．
- □ 内反・外反は，足首の関節運動に用いられ，一方の足の足底を他方足に向ける運動が内反，その逆が外反である．

□ 筋収縮によって，引き上げる運動を挙上，引き下げる運動を下制という.
□ 筋の収縮によって，管状や環状の器官を閉じる運動を括約，管状や環状の器官を開く運動を散大という.
□ 筋の補助装置は，筋運動を円滑に行うための構造物で，筋膜，筋支帯，滑液包，種子骨，筋滑車などがこれにあたる.
□ 筋表面を覆う結合組織性の膜を筋膜といい，筋の保護や筋収縮の制限，収縮時の隣接する筋との摩擦軽減などの作用がある.
□ 手関節部や足関節部には，腱の浮き上がりを防ぐ筋支帯があり，屈筋支帯や伸筋支帯などがある.
□ 滑液の詰まった小さな袋が滑液包であり，筋や腱が骨，靭帯，皮膚と接する部位に存在して衝撃や摩擦を軽減する.
□ 長い腱の周囲では，滑液包が腱を包む場合があり，滑液鞘または腱鞘と呼ばれる.
□ 腱に存在する類円形の小骨を種子骨といい，手や足などにみられ，腱の摩擦に抵抗する.
□ 膝蓋骨は，大腿四頭筋腱中に存在する人体最大の種子骨である.
□ 腱の走行を変えるための補助装置が筋滑車であり，上斜筋や顎二腹筋にみられる.

C. 運動器系―各論

1. 脊柱の骨・関節　■■■■■

□ 脊柱の構成は，頸椎，胸椎，腰椎，仙骨，尾骨である.
□ 頸椎の数は 7 個，胸椎の数は 12 個，腰椎の数は 5 個，仙骨の数は 1 個，尾骨の数は 1 個である.
□ 椎骨は，椎体と椎弓で構成され，その間に椎孔が形成される.
□ 椎孔の連続によって脊柱管が構成される．ここには脊髄が入る.
□ 椎弓から棘突起，横突起，上関節突起，下関節突起の 4 つの突起がでる.
□ 上関節突起（下位椎骨）と下関節突起（上位椎骨）によって，椎間関節が構成される．なお，椎間関節は平面関節である.
□ 上椎切痕（下位椎骨）と下椎切痕（上位椎骨）によって，椎間孔が構成される．なお，椎間孔を脊髄神経が通る.

□頸椎の横突起には横突孔があり，この孔を椎骨動・静脈が通る.

□頸椎には別名があり，第1頸椎を環椎と，第2頸椎を軸椎と，第7頸椎を隆椎と呼ぶ.

□椎体を欠く頸椎は第1頸椎で，歯突起をもつ頸椎は第2頸椎で，棘突起が突出して触察されるのは第7頸椎である.

□第1頸椎（歯突起窩）と第2頸椎（歯突起）の間に正中環軸関節がつくられる.

□第1頸椎（上関節面）と後頭骨（後頭顆）の関節を環椎後頭関節という.

□胸椎横突起にある横突肋骨窩は，第11・12胸椎にはない.

□腰椎には肋骨突起があり，その後下方には副突起と乳頭突起がある.

□仙骨の上面を仙骨底，下方を仙骨尖と呼ぶ.

□仙骨底の前方は，著しく突出し，岬角と呼ばれる.

□仙骨は，仙椎が癒合したものであり，正中部には4条の横線がある.

□仙骨前面には4対の前仙骨孔があり，この孔を仙骨神経前枝が通る.

□仙骨後面には4対の後仙骨孔があり，この孔を仙骨神経後枝が通る.

□仙骨後面の正中部には正中仙骨稜があり，この両側には中間仙骨稜がある.

□仙骨の耳状面は，寛骨と仙腸関節をつくる.

□成人の脊柱は，S字状の曲線を描いている. 前弯しているのは頸部と腰部で，後弯しているのは胸部と仙骨部である.

□胎児の脊柱は，一次弯曲といい，後弯している. 直立位が可能となってから頸部・腰部に前弯が出現する. これを二次弯曲という.

□椎間円板は，椎体を連結している. しかし，第1・2頸椎間には存在しない.

□椎間円板の構成は，髄核（中心部）と線維輪（外周）からなる.

□脊柱を安定させている靱帯は，前縦靱帯・後縦靱帯と呼ばれる.

□椎弓間を連結する靱帯は，弾性線椎の多い黄色靱帯と呼ばれる.

□棘突起の間を結ぶ靱帯を棘間靱帯と呼ぶ.

□棘突起の後端を上下に走行する靱帯を棘上靱帯と呼ぶ.

□頸椎棘突起後端の靱帯を項靱帯と呼ぶ.

□正中環軸関節を構成する歯突起の後方には，環椎横靱帯があり，関節を固定する.

2. 胸郭の骨・関節 ■ ■ ■ ■ ■

□胸部の骨は胸郭と呼ばれ，構成は胸骨1個，肋骨12対，胸椎12個である．

□胸郭によってできる腔は，胸腔と呼ばれる．

□胸郭上口の構成は，第1胸椎，第1肋骨，胸骨柄上縁である．

□胸郭下口の構成は，第12胸椎，第12肋骨，第7〜10肋軟骨，剣状突起である．

□胸郭は扁平骨で，胸骨柄，胸骨体，剣状突起の3つの部位からなる．

□胸骨柄には，上縁にある頸切痕，鎖骨が連結する鎖骨切痕，第1肋軟骨が連結する肋骨切痕が存在する．

□胸骨体には，第2〜7肋軟骨が連結する肋骨切痕がある．

□胸骨柄と胸骨体との胸骨柄結合は，胸骨角と呼ばれ，触知可能である．

□胸骨下端には，剣状突起が存在する．なお，ここは「みぞおち」と呼ばれる．

□肋骨の数は12対で，形は弯曲した扁平な骨である．なお，後方は肋硬骨，前方を肋軟骨という．

□肋硬骨は，肋骨頭，肋骨頸，肋骨体からなる．

□肋骨後端にある肋骨頭は，胸椎の肋骨窩の間に肋骨頭関節がある．

□肋骨にある肋骨結節と胸椎横突起にある横突肋骨窩の間に肋横突関節がある．

□肋骨内面の肋骨溝を肋間神経や肋間動静脈が通る．

□肋骨の強く弯曲する部位を肋骨角と呼び，各肋骨角は脊柱と平行に並ぶ．

□第1肋骨には，前斜角筋結節がある．この結節の前方に鎖骨下静脈溝，後方に鎖骨下動脈溝がある．

□第1〜7肋骨の肋軟骨と胸骨の肋骨切痕との間に胸肋関節がある．

□第8〜10肋軟骨は，上位の肋軟骨について軟骨間関節を構成する．

□肋骨は，胸骨と直接連結する第1〜7肋骨を真肋と呼び，胸骨に直接達しない第8〜12肋骨を仮肋と呼ぶ．

□第11・12肋骨は，前方では胸骨と連結しておらず浮遊肋という．

□第1・11・12肋骨の肋骨頭は，単一の肋骨窩（胸椎）と連結する．

□第11・12肋骨の連結は，線維性連結である．

3. 頭蓋の骨・関節

□頭蓋骨は，脳頭蓋と顔面頭蓋に分けられる．なお，頭蓋骨は 15 種 23 個である．

□脳頭蓋は，後頭骨，蝶形骨，側頭骨，頭頂骨，前頭骨，篩骨の 5 種類である．

□頭蓋骨間の大部分は，縫合により結合するが，蝶形骨と後頭骨の間は軟骨結合をしている．

□冠状縫合は，左右の頭頂骨と前頭骨，矢状縫合は左右の頭頂骨，ラムダ縫合は後頭骨と左右の頭頂骨，輪状縫合は頭頂骨と側頭骨により結合する．

□頭蓋骨で唯一の可動性結合は顎関節であり，側頭骨と下顎骨との間に存在する．

□顎関節には，関節円板が存在する．

□舌骨は，他の骨と関節をしておらず，靭帯や筋で位置を保っている．

□脳頭蓋である後頭骨の下面には，大後頭孔がある（**図 5**）．

4. 上肢の骨・関節

□鎖骨の内側端は胸骨端と呼ばれ，外側端は肩峰端と呼ばれる．

□肩甲骨前面は，浅く大きい窪み，肩甲下窩と呼ばれる．

□肩甲骨後面には，骨の隆起である肩甲棘があり，その外側端を肩峰という．

□肩峰は，鎖骨の外側端との間に肩鎖関節をつくる．

□肩甲骨背側面は，棘上窩と棘下窩に二分される．

□肩甲骨関節窩の上方に関節上結節，下方に関節下結節がある．

□肩甲骨関節窩の基部は，肩甲頸と呼ばれる．

□肩甲骨からは，鈎状の突起である烏口突起が突出する．

□肩甲骨上縁には，肩甲切痕と呼ばれる切れ込みがあり，肩甲上神経が通る．

□上腕骨上端には上腕骨頭があり，肩甲骨関節窩との間に肩関節をつくる．

□上腕骨頭基部には，解剖頸がある．

□上腕骨頭後外側の隆起は大結節，前内側の隆起は小結節という．

□上腕骨の大結節と小結節の間には，結節間溝がある．

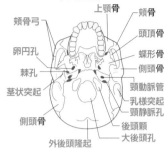

【外頭蓋底】

上顎骨
頬骨弓
頬骨
頭頂骨
卵円孔
蝶形骨
棘孔
側頭骨
茎状突起
頚動脈管
乳様突起
頚静脈孔
側頭骨
後頭顆
外後頭隆起
大後頭孔

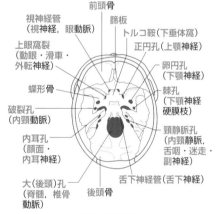

【内頭蓋底】

前頭骨
視神経管
（視神経，眼動脈）
篩板
トルコ鞍（下垂体窩）
上眼窩裂
（動眼・滑車・
外転神経）
正円孔（上顎神経）
卵円孔
（下顎神経）
蝶形骨
棘孔
（下顎神経
硬膜枝）
破裂孔
（内頚動脈）
内耳孔
（顔面・
内耳神経）
頚静脈孔
（内頚静脈，
舌咽・迷走・
副神経）
大（後頭）孔
（脊髄，椎骨
動脈）
舌下神経管（舌下神経）
後頭骨

図5　頭蓋底

□上腕骨の結節間溝を上腕二頭筋長頭腱が通る.
□上腕骨の外科頸は，骨折の好発部位である.
□上腕骨三角筋粗面は，三角筋が付着する.
□上腕骨体後面には橈骨神経溝があり，橈骨神経がここを通る.
□上腕骨下端部は，骨が突出をして内側上顆および外側上顆と呼ばれる.

□上腕骨滑車は，尺骨の滑車切痕との間に腕尺関節をつくる．

□上腕骨小頭は，橈骨頭の上面との間に腕橈関節をつくる．

□肘関節屈曲時では，上腕骨の鈎突窩に尺骨の鈎状突起が入り，上腕骨の橈骨窩に橈骨頭が入る．一方，肘関節伸展時では肘頭窩に尺骨の肘頭が入る．

□上腕骨内側上顆の後面には，尺骨神経が通る尺骨神経溝がある．

□橈骨関節環状面と尺骨橈骨切痕の間を上橈尺関節という．

□橈骨と尺骨の骨間縁には，前腕骨間膜が張る．

□橈骨尺骨切痕と尺骨関節環状面の間を下橈尺関節という．

□橈骨の下端外側部には，茎状突起が突出する．

□橈骨の下端下面は手根関節面と呼ばれ，近位列手根骨と関節面をなす．

□尺骨下端は，尺骨頭と呼ばれる．

□尺骨の下端内側部には，茎状突起が突出する．

□手根骨近位列は，尺側より豆状骨，三角骨，月状骨，舟状骨から構成される．

□手根骨遠位列は，尺側より有鈎骨，有頭骨，小菱形骨，大菱形骨から構成される．

□手根骨掌側には，尺側の隆起（豆状骨と有鈎骨）と橈側の隆起（舟状骨結節と大菱形骨結節）がある．この隆起の中央の溝は手根溝と呼ばれる．

□屈筋支帯は，手根溝両側の隆起間に張り，手根溝を覆う手根管となる．

□手根管を正中神経，長母指屈筋腱，浅指屈筋腱，深指屈筋腱が通る．

□中手骨は，中手骨底，中手骨体，中手骨頭の3部からなる．

□第2〜4指は，基節骨，中節骨，末節骨の3種の指骨から構成される．

□第1指では，中節骨がなく基節骨と末節骨から構成される．

□掌側の手の腱中に存在する種子骨は，骨との摩擦を防いでいる．

□腱中に存在する種子骨は，第1中手骨遠位端に2個みられ，第2〜5中手骨遠位端にも1個の種子骨がみられることがある．

第4章 解剖学

5. 下肢の骨・関節 ■ ■ ■ ■ ■

□下肢骨は，下肢帯の骨と自由下肢骨に大別される．

□下肢帯の骨は，寛骨である．

□寛骨は，上部の腸骨，後下部の坐骨，前下部の恥骨からなる．

□股関節の構成は寛骨臼と大腿骨頭で，形状は臼状関節である.

□股関節には，線維軟骨の関節唇が存在する.

□寛骨臼には，関節面である月状面と寛骨臼窩がある.

□寛骨臼窩の下方を寛骨臼切痕と呼び，血管・神経などの通り道となる.

□寛骨臼の下方には閉鎖孔があり，坐骨と恥骨によって構成される.

□閉鎖孔は，結合組織成の膜（閉鎖膜）で閉ざされるが，上隅には閉鎖管があり，閉鎖動脈，閉鎖静脈，閉鎖神経が通る.

□腸骨は，腸骨体と腸骨翼に分かれ，腸骨翼の上縁部を腸骨稜と呼ぶ.

□腸骨の耳状面は，仙骨の耳状面と仙腸関節をつくる.

□腸骨（腸骨翼）にある突起は，上前腸骨棘，下前腸骨棘，上後腸骨棘，下後腸骨棘である.

□坐骨の後縁下端隆起は，坐骨結節と呼ばれる.

□恥骨は，恥骨体，恥骨下枝，恥骨上枝の3部に分けられる.

□骨盤の構成は，左右の寛骨，仙骨，尾骨である.

□左右の寛骨は，前方では結合している．これを恥骨結合という.

□左右の寛骨は，後方では仙骨と連結している．これを仙腸関節という.

□骨盤の大骨盤と小骨盤に分けられる境界は，分界線と呼ばれる．後者には骨盤内臓が入る（**図6**）.

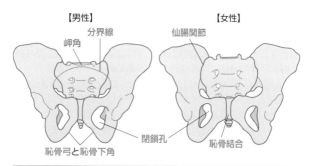

	骨盤上口	骨盤腔	閉鎖孔	恥骨下角
男性	ハート**形**	漏斗**形**	卵円**形**	50〜60°
女性	楕円**形**	円筒**形**	三角**形**	70〜90°

図6　骨盤の性差

□大腿骨は，人体で最長の長骨である．

□大腿骨頭の中央には，大腿骨頭窩が存在し，大腿骨頭靱帯が付着する．

□大腿骨頸の軸と大腿骨体の軸は交叉し，頸体角と呼ばれる．なお，成人では 120〜130° の角度を呈する．

□大腿骨頸と大腿骨体の移行部には，大転子および小転子と呼ばれる骨の隆起がある．

□大腿骨下端には，内側顆，外側顆，膝蓋面がある．なお，膝蓋面は膝蓋骨との関節面である．

□膝蓋骨は，大腿四頭筋の腱中にある人体最大の種子骨である．

□下腿の内側に位置する長骨を脛骨，外側に位置する長骨を腓骨と呼ぶ．

□脛骨の上端は，内側顆，外側顆と呼ばれる．なお，下端は内果と呼ぶ．

□脛骨上端の上面には，顆間隆起がある．この前後に，前十字靱帯が付着する前顆間区と後十字靱帯が付着する後顆間区がある．

□脛骨体前縁の上端には脛骨粗面があり，膝蓋靱帯が付着する．

□脛骨外側顆（腓骨関節面）と腓骨上端（腓骨頭関節面）で，脛腓関節がつくられる．

□脛骨と腓骨は，下腿骨間膜により結合される．

□腓骨の上端は腓骨頭，下端は外果と呼ぶ．

□腓骨頭は，大腿二頭筋の停止部である．

□膝関節は，大腿骨，脛骨，膝蓋骨からなる複関節である．

□脛骨には，線維性軟骨でつくられる関節半月があり，膝関節の適合性を高め，衝撃に対する緩衝作用を示す．

□関節半月は，内側にある内側半月（C 字形）と外側にある外側半月（O 字形）からなる．

□距腿関節は，脛骨の脛骨内果関節面，脛骨下関節面，腓骨の腓骨外果関節面で関節窩をつくり，距骨の距骨滑車と関節をつくる．

□足根骨は 7 個あり，近位列と遠位列に分かれる．近位列は距骨と踵骨から，遠位列は舟状骨，立方骨，内側楔状骨，中間楔状骨，外側楔状骨で構成される．

□踵骨には，踵骨隆起と呼ばれる部位があり，下腿三頭筋の停止腱（アキレス腱）が付着する．

□横足根関節の構成は，距骨，踵骨，舟状骨，立方骨である．なお，別名としてショパール関節とも呼ばれる．

□足根中足関節は，リスフラン関節とも呼ばれ，楔状骨（内側・中間・外側），立方骨，中足骨で構成される．

6. 筋の起始・停止 ■■■■■

□浅胸筋の起始・停止を**表9**にまとめる．

表9 浅胸筋

浅胸筋	起 始	停 止	神 経	作 用
大胸筋	鎖骨内側 1/2, 胸骨，腹直筋鞘, 肋軟骨	上腕骨大結節稜	内側・外側 胸神経	肩関節屈曲・ 内転・内旋
小胸筋	第2〜5肋骨	肩甲骨烏口突起	内側・外側 胸神経	肩甲骨を前方・ 下方へ引く
前鋸筋	第1〜9肋骨	肩甲骨内側縁	長胸神経	肩甲骨を前方に引 く

□腹部の筋の起始・停止を**表10**にまとめる．

表10 腹部の筋

腹部の筋	起 始	停 止	神 経	作 用
腹直筋	恥骨	第5〜7肋軟骨 前面，剣状突起	肋間神経	体幹屈曲
腰方形筋	腸骨稜	第12肋骨	腰神経叢	腰椎側屈・後屈

□浅背筋の起始・停止を**表11**にまとめる．

表11 浅背筋

浅背筋	起 始	停 止	神 経	作 用
僧帽筋	外後頭隆起,項靱帯, 胸椎棘突起	肩甲棘，肩峰, 鎖骨外側 1/3	副神経, 頸神経叢	上部：肩甲骨の上 方回旋・内転・挙上 中部：肩甲骨内転 下部：肩甲骨の上 方回旋・内転・下制
広背筋	棘突起，腸骨稜, 下位肋骨	小結節稜	胸背神経	肩関節伸展・内転・ 内旋

表11 つづき

浅背筋	起 始	停 止	神 経	作 用
肩甲挙筋	第1～4頸椎横突起	肩甲骨上角	肩甲背神経	肩甲骨挙上・下方回旋
大菱形筋	第1～4胸椎棘突起	肩甲骨内側縁下部	肩甲背神経	肩甲骨の挙上・内転・下方回旋
小菱形筋	第6～7頸椎棘突起	肩甲骨内側縁上部	肩甲背神経	肩甲骨の挙上・内転・下方回旋

□上肢帯の筋の起始・停止を**表12**にまとめる.

表12 上肢帯の筋

上肢帯の筋	起 始	停 止	神 経	作 用
三角筋	肩峰, 肩甲棘, 鎖骨外側1/3	三角筋粗面	腋窩神経	肩関節外転・屈曲・伸展
棘上筋	棘上窩	大結節	肩甲上神経	肩関節外転
棘下筋	棘下窩	大結節	肩甲上神経	肩関節外旋
小円筋	肩甲骨外側縁	大結節	腋窩神経	肩関節外旋
大円筋	肩甲骨下角	小結節稜	肩甲下神経	肩関節内旋・内転
肩甲下筋	肩甲下窩	小結節	肩甲下神経	肩関節内旋

□上腕の筋の起始・停止を**表13**にまとめる.

表13 上腕の筋

上腕の筋	起 始	停 止	神 経	作 用
上腕二頭筋長頭	関節上結節	橈骨粗面, 前腕筋膜	筋皮神経	肘関節屈曲・回外
上腕二頭筋短頭	烏口突起	橈骨粗面, 前腕筋膜	筋皮神経	肘関節屈曲・回外
烏口腕筋	烏口突起	上腕骨体	筋皮神経	肩関節屈曲・内転

表13 つづき

上腕の筋	起　始	停　止	神　経	作　用
上腕筋	上腕骨体前面下半分	尺骨粗面	筋皮神経（橈骨神経）	肘関節屈曲
上腕三頭筋長頭	関節下結節	肘頭	橈骨神経	肘関節伸展
上腕三頭筋外側頭	上腕骨体外側面	肘頭	橈骨神経	肘関節伸展
上腕三頭筋内側頭	上腕骨体後面	肘頭	橈骨神経	肘関節伸展
肘筋	上腕骨外側上顆	尺骨上部後面	橈骨神経	肘関節伸展
円回内筋上腕頭	上腕骨内側上顆	回内筋粗面	正中神経	前腕回内・屈曲
円回内筋尺骨頭	尺骨鈎（鉤）状突起	回内筋粗面	正中神経	前腕回内・屈曲
橈側手根屈筋	上腕骨内側上顆	第2・3中手骨底	正中神経	手根の屈曲・外転
長掌筋	上腕骨内側上顆	手掌腱膜	正中神経	手根の屈曲
尺側手根屈筋上腕頭	上腕骨内側上顆	豆状骨，第5中手骨底	尺骨神経	手根の屈曲・内転
尺側手根屈筋尺骨頭	尺骨上半部後縁	豆状骨，第5中手骨底	尺骨神経	手根の屈曲・内転
浅指屈筋上腕尺骨頭	尺骨粗面，上腕骨内側上顆	第2〜5中節骨底	正中神経	第2〜5指中節屈曲
浅指屈筋橈骨頭	橈骨上部前面	第2〜5中節骨底	正中神経	第2〜5指中節屈曲
深指屈筋	尺骨体前面，前腕骨間膜	第2〜5末節骨底	橈側：正中神経 尺側：尺骨神経	第2〜5指末節屈曲
方形回内筋	尺骨下部前面	橈骨下部前面	正中神経	前腕回内
腕橈骨筋	上腕骨下部外側縁	橈骨茎状突起	橈骨神経	肘関節屈曲
長橈側手根伸筋	上腕骨外側上顆	第2中手骨底	橈骨神経	手根の伸展・外転
短橈側手根伸筋	上腕骨外側上顆	第3中手骨底	橈骨神経	手根の伸展・外転

表13 つづき

上腕の筋	起 始	停 止	神 経	作 用
尺側手根伸筋	上腕骨外側上顆	第5中手骨底	橈骨神経	手根の伸展・内転
回外筋	上腕骨外側上顆	橈骨上部外側面	橈骨神経	前腕回外

□内寛骨筋の起始・停止を**表14**にまとめる.

表14 内寛骨筋

内寛骨筋	起 始	停 止	神 経	作 用
腸腰筋(腸骨筋・大腰筋)	腸骨窩,腰椎椎体,肋骨突起	大腿骨小転子	大腿神経,腰神経叢の枝	股関節屈曲

□外寛骨筋の起始・停止を**表15**にまとめる.

表15 外寛骨筋

外寛骨筋	起 始	停 止	神 経	作 用
大殿筋	腸骨外面,尾骨後面,仙骨,仙結節靱帯	大腿骨殿筋粗面,腸脛靱帯	下殿神経	股関節伸展
中殿筋	腸骨外側面	大腿骨大転子	上殿神経	股関節外転
小殿筋	腸骨外側面	大腿骨大転子	上殿神経	股関節外転
大腿筋膜張筋	上前腸骨棘	腸脛靱帯	上殿神経	股関節屈曲,下腿伸展
梨状筋	仙骨前面	大腿骨大転子	仙骨神経叢	股関節外旋
大腿方形筋	坐骨結節	大腿骨転子間稜	仙骨神経叢	股関節外旋

□大腿の筋の起始・停止を**表 16** にまとめる.

表 16　大腿の筋

大腿の筋	起　始	停　止	神　経	作　用
縫工筋	上前腸骨棘	脛骨粗面内側部	大腿神経	股関節屈曲・外転・外旋, 膝関節屈曲・内旋
大腿四頭筋, 大腿直筋	下前腸骨棘	膝蓋骨につき, 膝蓋靱帯を経て脛骨粗面へ	大腿神経	大腿屈曲, 膝関節伸展
大腿四頭筋, 外側広筋	大腿骨粗線外側唇	膝蓋骨につき, 膝蓋靱帯を経て脛骨粗面へ	大腿神経	膝関節伸展
大腿四頭筋, 中間広筋	大腿骨体前面	膝蓋骨につき, 膝蓋靱帯を経て脛骨粗面へ	大腿神経	膝関節伸展
大腿四頭筋, 内側広筋	大腿骨粗線内側唇	膝蓋骨につき, 膝蓋靱帯を経て脛骨粗面へ	大腿神経	膝関節伸展
大腿二頭筋長頭	坐骨結節	腓骨頭	脛骨神経	股関節伸展, 膝関節屈曲・外旋
大腿二頭筋短頭	大腿骨粗線外側唇	腓骨頭	総腓骨神経	膝関節屈曲・外旋
半腱様筋	坐骨結節	脛骨粗面内側部	脛骨神経	股関節伸展, 膝関節屈曲・内旋
半膜様筋	坐骨結節	脛骨内側顆後面	脛骨神経	股関節伸展, 膝関節屈曲・内旋
薄　筋	恥骨下枝前面	脛骨粗面内側部	閉鎖神経	股関節内転, 下腿屈曲・内旋
長内転筋	恥骨体前面	大腿骨粗線内側唇	閉鎖神経	股関節内転

表16 つづき

大腿の筋	起 始	停 止	神 経	作 用
短内転筋	恥骨下枝前面	大腿骨粗線内側唇	閉鎖神経	股関節内転
大内転筋	坐骨結節・坐骨枝, 恥骨下枝前面	大腿骨粗線内側唇, 大腿骨内側上顆	閉鎖神経, 脛骨神経	股関節内転
恥骨筋	恥骨櫛	大腿骨恥骨筋線	大腿神経	股関節屈曲・内転
外閉鎖筋	閉鎖膜外面	大腿骨転子窩	閉鎖神経	股関節外旋・内転

□下腿の筋の起始・停止を**表17**にまとめる.

表17 下腿の筋

下腿の筋	起 始	停 止	神 経	作 用
前脛骨筋	脛骨外側面, 下腿骨間膜	内側楔状骨, 第1中足骨底	深腓骨神経	足の背屈・内反
第3腓骨筋	長趾伸筋の分束	足背第5中足骨底	深腓骨神経	足の外反・背屈
腓腹筋, 内側頭	大腿骨内側上顆	踵骨隆起	脛骨神経	足の底屈
腓腹筋, 外側頭	大腿骨外側上顆	踵骨隆起	脛骨神経	足の底屈
ヒラメ筋	腓骨頭・ヒラメ筋線	踵骨隆起	脛骨神経	足の底屈
後脛骨筋	下腿骨間膜後面	舟状骨, 全楔状骨立方骨, 第2・3中足骨底	脛骨神経	足の底屈・内反
足底筋	大腿骨外側上顆	踵骨腱内側縁に癒合	脛骨神経	足の底屈
膝窩筋	大腿骨外側上顆	脛骨上部後面	脛骨神経	膝関節屈曲, 脛骨内旋
長腓骨筋	腓骨頭, 腓骨体上部外側面	内側楔状骨, 第1・2中足骨底	浅腓骨神経	足を外反・底屈
短腓骨筋	腓骨体下部外側面	第5中足骨底	浅腓骨神経	足を外反・底屈

D. 循環器

1. 血管系とリンパ管系　■ ■ ■ ■ ■

□循環器系は，血管系とリンパ管系から構成される．
□リンパ管系は，組織液を集めて静脈に返す働きをもつ．

2. 血　管　■ ■ ■ ■ ■

□動脈は，血液を心臓から身体の各組織や器官に送る血管である．
□静脈は，身体の各組織や器官から血液を心臓に送り返す血管である．
□動脈血は，組織を養う酸素に富んだ鮮紅色の血液である．
□静脈血は，二酸化炭素を多く含む赤黒い血液である．
□血管壁の構造は，内膜，中膜，外膜の3層からなる．
□内膜は内皮細胞と少量の結合組織，中膜は平滑筋と弾性線維からなる．
□動脈は，中膜の発達がよく，太い動脈では弾性線維が発達している．
□静脈は，中膜の発達が悪い，また逆流防止の静脈弁が存在する．
□毛細血管は，1層の内皮細胞と基底膜から構成され，物質交換に関与する．

3. 肺循環と体循環　■ ■ ■ ■ ■

□肺循環は，右心室を出て肺に達し，左心房に帰る経路でガス交換に関与する．
□体循環は，左心室を出て全身を回り，右心房に帰る経路で，全身の物質交換を行う．
□肺動脈中を静脈血が流れる．
□肺静脈中を動脈血が流れる．

4. さまざまなタイプの循環路　■ ■ ■ ■ ■

□血管どうしの連絡を吻合という．
□1本の動脈のみで，ある領域が栄養される場合を終動脈という．
□毛細血管網と毛細血管網をつなぐ静脈を門脈といい，肝門脈，下垂体門脈がこれに相当する．
□毛細血管網と毛細血管網をつなぐ動脈を怪網といい，腎臓の糸球体がこれに相当する．

5. 心臓の構造 ■■■■■

□心臓は，約200〜300gの重さで，縦隔（じゅうかく）に存在する．なお，縦隔とは左右の肺の間で横隔膜の上の空間をいう．

□心臓の右上方が心底で，大血管が出入りする．

□心臓の左下方が心尖（しんせん）で，左第5肋間に位置する．なお，心尖が前胸壁に近いため，左第5肋間で最も拍動を触れ，心尖拍動と呼ばれる．

□心臓は，二房二室（左右の心房，左右の心室）の構造である（図7）．

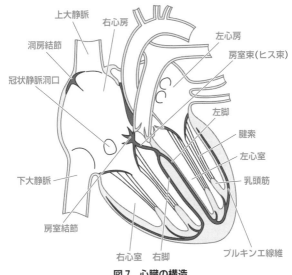

図7　心臓の構造

□心臓の栄養血管は，冠状動脈であり，上行大動脈より枝分する．

□前室間枝（ぜんしつかんし）と回旋枝は左冠状動脈の枝，後室間枝は右冠状動脈の枝である．

□心臓の静脈の多くは，心臓後面で冠状静脈洞に集まり，右心房に注ぐ．

□交感神経は心臓へ促進的に働き，副交感神経は心臓へ抑制的に働く．

□介在板には, ギャップ結合という特殊な構造がある.

6. 心臓弁 　　　■■■■■

□心臓弁は, 心内膜のヒダであり, 房室弁と動脈弁がある.
□房室弁は, 心房と心室の間の弁で, 腱索と乳頭筋により反転が防止される.
□左房室弁は僧帽弁(二尖弁), 右房室弁は三尖弁とも呼ばれる.
□動脈弁は, 心室と動脈の間の弁でポケット状の3つの半月弁からなる.
□動脈弁には, 大動脈弁と肺動脈弁がある.
□心臓弁の中で最も前方に位置するのは, 肺動脈弁である.

7. 刺激伝導系 　　　■■■■■

□心筋は, 固有心筋と特殊心筋に大別される.
□固有心筋は収縮に適し, 特殊心筋は興奮の発生と伝導に適する.
□刺激伝導系は, 特殊心筋で構成され, 電気的興奮を心臓全体に伝える.
□刺激伝導系は, 洞房結節→房室結節→房室束→右脚・左脚→プルキンエ線維より構成される.
□洞房結節と房室結節は, 右心房にある.
□房室束(ヒス束)は, 線維三角を通り右脚・左脚となる.
□プルキンエ線維は, 心内膜下を通る.
□洞房結節は, 上大静脈開口部付近に存在し, ペースメーカーとして働く.

8. 動 脈 　　　■■■■■

【大動脈】
□大動脈は, 上行大動脈, 大動脈弓, 下行大動脈に分かれる (**図8**).
□下行大動脈は, さらに胸大動脈と腹大動脈に分けられる.
□冠状動脈は, 上行大動脈の分枝で心臓に分布する.
□大動脈弓の枝は, 主に頭頸部や上肢に分布する.
□胸大動脈の枝は主に胸部に, 腹大動脈の枝は主に腹部に分布する.
【大動脈弓】
□大動脈弓は, 腕頭動脈, 左総頸動脈, 左鎖骨下動脈の3つの枝に分かれる.
□腕頭動脈は, 右総頸動脈と右鎖骨下動脈に分枝する (**図9**).

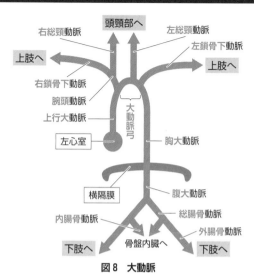

図8 大動脈

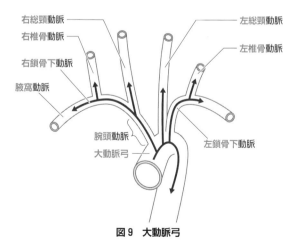

図9 大動脈弓

【頭頸部の動脈】

- □総頸動脈は，甲状軟骨上縁の高さで内頸動脈と外頸動脈に分枝する．
- □内頸動脈の枝は，主に脳と眼球に分布する．
- □内頸動脈の枝と椎骨動脈の枝が脳底で大脳動脈輪を形成し，脳に分布する．
- □外頸動脈の枝は，主に顔面，前頸部などに分布する．
- □外頸動脈の枝には，上甲状腺動脈，上行咽頭動脈，舌動脈，顔面動脈，後頭動脈，後耳介動脈，顎動脈，浅側頭動脈などがある．
- □外頸動脈の2終枝は，顎動脈，浅側頭動脈である．

【上肢の動脈】

- □鎖骨下動脈は，腋窩動脈，上腕動脈に移行し，主に上肢に分布する．
- □鎖骨下動脈より，椎骨動脈，内胸動脈，甲状頸動脈，肋頸動脈が分枝する．
- □脳の栄養血管である椎骨動脈は，鎖骨下動脈の枝である．
- □鎖骨下動脈は，第1肋骨外側縁で腋窩動脈に移行する．
- □斜角筋隙を腕神経叢と鎖骨下動脈が通る．
- □斜角筋隙は，前斜角筋と中斜角筋で構成される．
- □腋窩動脈より，最上胸動脈，胸肩峰動脈，外側胸動脈，肩甲下動脈，前上腕回旋動脈，後上腕回旋動脈が分枝する．
- □腋窩動脈は，大胸筋の停止腱を越えて上腕動脈に移行する．
- □上腕動脈は，内側上腕二頭筋溝を通り肘窩に達し，橈骨動脈と尺骨動脈に分枝する．

【胸部の動脈】

- □胸大動脈より，臓側枝である気管支動脈や食道動脈が分枝する．
- □胸大動脈より，壁側枝である第3～11肋間動脈や肋下動脈が分枝する．
- □気管支動脈は，肺などの栄養血管である．

【腹部の動脈】

- □腹大動脈より，臓側枝である腹腔動脈，上腸間膜動脈，下腸間膜動脈，腎動脈，精巣（卵巣）動脈が分枝する．
- □腹大動脈より，壁側枝である下横隔動脈，腰動脈，正中仙骨動脈が分枝する．
- □腹腔動脈の枝は，総肝動脈，左胃動脈，脾動脈である．
- □腹腔動脈は，胃，十二指腸，脾臓，肝臓，胆嚢，膵臓に栄養を運ぶ．

□上腸間膜動脈は，膵臓，小腸，前半分の大腸に栄養を運ぶ．
□下腸間膜動脈は，後半分の大腸に栄養を運ぶ．

【骨盤と下肢の動脈】

□総腸骨動脈は，第4腰椎下端で腹大動脈から分枝する．
□総腸骨動脈は，仙腸関節の前で内・外腸骨動脈に分枝する．
□内腸骨動脈は，主に骨盤内臓に分布する．
□外腸骨動脈は，下肢に分布する動脈の本幹となる．
□外腸骨動脈は，血管裂孔を通り大腿前面に出て大腿動脈となる．
□大腿動脈は，内転筋管を下行し腱裂孔から出て膝窩動脈と名前を変える．

9. 静脈

□心臓に血液を還流する血管系を静脈という．
□静脈には，浅在性静脈（皮静脈）と動脈に並走する深在性静脈がある．
□浅在性静脈（皮静脈）は，動脈と無関係に皮下を走行する．
□頭頸部や上肢の静脈血は，上大静脈から心臓へ還流する．
□下半身（横隔膜以下）の静脈血は，下大静脈から心臓へ還流する．
□脳と眼静脈の静脈血は，硬膜静脈洞を経て内頸静脈へ注ぐ．
□硬膜静脈洞は，2葉の硬膜間にできた静脈である．
□内頸静脈は，頭頸部の主幹で，動脈の総頸動脈に対応する．
□外頸静脈は，皮静脈の一つである．
□内頸静脈と鎖骨下静脈が合流し，腕頭静脈となる．
□左右の腕頭静脈が合流し，上大静脈を形成する．
□橈骨静脈と尺骨静脈は，肘窩で合流して上腕静脈となり，上行して腋窩で腋窩静脈，ついで鎖骨下静脈となり，上腕の静脈血が還流する．
□橈側皮静脈や尺側皮静脈は，上肢の皮静脈である．
□橈側皮静脈は腋窩静脈に，尺側皮静脈は上腕静脈に注ぐ．
□内・外腸骨静脈が合流して総腸骨静脈となり，さらに左右の総腸骨静脈がL4〜5の高さで合流して下大静脈を形成する．
□大伏在静脈と小伏在静脈は，下肢の皮静脈である．

【奇静脈】

□奇静脈は，主に縦隔や胸壁からの血液を還流する経路である（図10）．
□奇静脈は，上大静脈・下大静脈を結ぶ側副経路として重要である．
□奇静脈は，上大静脈に注ぐ．

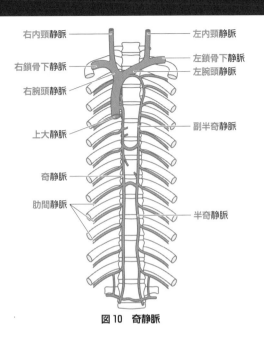

右内頸静脈　　　　　　　　　　　　　左内頸静脈

右鎖骨下静脈　　　　　　　　　　　左鎖骨下静脈
　　　　　　　　　　　　　　　　　左腕頭静脈
右腕頭静脈

上大静脈　　　　　　　　　　　　　副半奇静脈

奇静脈

肋間静脈　　　　　　　　　　　　　半奇静脈

図 10　奇静脈

□奇静脈は右側に，半奇静脈は左側に存在する.

【門　脈】

□消化管，胆嚢，膵臓，脾臓からの血液は，門脈で肝臓に送られる（図 11）.

□上腸間膜静脈，下腸間膜静脈，脾静脈が合流し，（肝）門脈となる.

10.　リンパ系　■■■■■

【リンパ管】

□リンパ管は，組織液の一部を回収し静脈へ還す（図 12）.

□リンパ管は，静脈と似た構造で，逆流防止の弁がある.

□リンパ液の組成は，細胞外液に類似するが，多数のリンパ球が存在する.

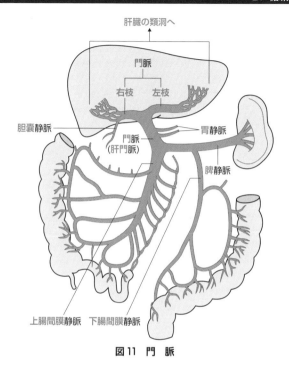

図 11 門 脈

□リンパ管は，左・右リンパ本幹，左・右鎖骨下リンパ本幹，左・右気管支縦隔リンパ本幹，左・右腰リンパ本幹，腸リンパ本幹などのリンパ本幹からなる（**図12**）．

□胸管は，左上半身と下半身のリンパを集め，左静脈角で静脈に合流する．

□右リンパ本幹は，右上半身のリンパを集め，右静脈角で静脈に合流する．

□鎖骨下静脈と内頚静脈の合流部が静脈角である．

□下半身のリンパを集める腸リンパ本幹と腰リンパ本幹が合流して乳び槽を形成し，さらに上行して胸管へ移行する．

□リンパ節は，リンパ管の途中に存在する扁平なソラマメ型の節である．

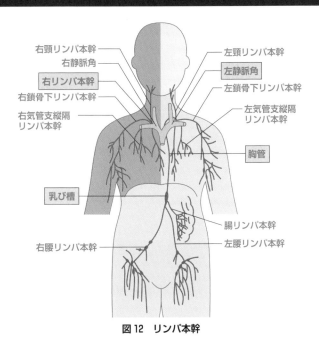

図 12　リンパ本幹

右頸リンパ本幹
右静脈角
右リンパ本幹
右鎖骨下リンパ本幹
右気管支縦隔リンパ本幹
乳び槽
右腰リンパ本幹

左頸リンパ本幹
左静脈角
左鎖骨下リンパ本幹
左気管支縦隔リンパ本幹
胸管
腸リンパ本幹
左腰リンパ本幹

□リンパ節には, 多数の輸入リンパ管と数本の輸出リンパ管がつながる.
□リンパ節は, 細菌などの異物を濾過・貪食するフィルターの役目をもつ.

【脾　臓】

□脾臓は, 胎生期には造血作用をもつが, 生後は失われる.
□成人において脾臓は, 生命の維持に不可欠な器官ではない.
□脾臓は, 腹部の左上に位置し, 横隔膜に接する.
□脾臓の実質は, 白脾髄と赤脾髄からなる.
　①白脾髄は, リンパ球産生に関わる体内最大のリンパ器官である.
　②赤脾髄は, 古くなった赤血球の破壊や血小板の貯蔵に関わる.

11. 胎児循環 □□□□□

□胎児期は，胎盤が肺と肝臓の代わりをしている.

□胎児循環には，短絡として卵円孔，静脈管，動脈管が存在する.

□卵円孔は心房中隔にあり，出生後は卵円窩として窪みが残る.

□臍静脈と下大静脈を直接結ぶ短絡路が静脈管（アランチウス管）である.

□肺動脈と大動脈を連絡する短絡路が動脈管（ボタロー管）である.

□胎盤で酸素や栄養を取り込んだ血液を胎児へ送る血管が臍静脈である.

□胎児の内腸骨動脈から分枝し，臍帯を経て胎盤に至る血管が臍動脈である.

□臍動脈は 2 本，臍静脈は 1 本である.

E. 呼吸器

1. 呼吸器の概説 □□□□□

□ガス交換に関与しない空気の通り道を気道という.

□気道は，上気道と下気道に区別される（図13）.

・上気道は，鼻腔，咽頭，喉頭をいう.

・下気道は，気管以下をいう.

□食道の前方に気道が位置する.

□呼吸気管支の先は，半球状の肺胞が集まり肺胞嚢で終わる.

□肺胞は，ガス交換の場である.

2. 鼻 腔 □□□□□

□顔面の中央に突出した部分が外鼻である.

□鼻腔は，外鼻孔で外界と，後鼻孔で咽頭鼻部と連絡する.

□鼻腔は，鼻中隔によって左右に分けられる.

□鼻腔の外側壁には，3 つの棚状突起である上・中・下鼻甲介がある.

□鼻腔の上壁は篩骨の篩板で，下壁は上顎骨と口蓋骨で構成される.

□上鼻甲介と中鼻甲介は，篩骨の一部である.

□下鼻甲介は，独立した一つの骨で，顔面頭蓋に分類される.

□鼻中隔の前下方の毛細血管が多い部位をキーゼルバッハ部位という.

□キーゼルバッハ部位は，鼻出血の好発部位である.

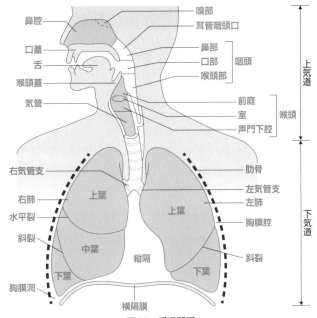

図13　呼吸器系

□鼻腔は，鼻前庭と固有鼻腔に分けられる.

□鼻前庭には，鼻毛が生えており，皮膚（重層扁平上皮）で覆われる.

3. 副鼻腔

□頭蓋骨中の空洞で鼻腔と連絡している部位を副鼻腔という.

□副鼻腔と鼻腔の連絡を以下に示す.

　・前頭洞は，中鼻道と連絡する.

　・上顎洞は，中鼻道と連絡する最大の副鼻腔である.

　・篩骨洞の前方群は中鼻道，後方群は上鼻道と連絡する.

　・蝶形骨洞は，蝶篩陥凹（上鼻道）と連絡する.

　　なお，鼻涙管は下鼻道に交通する.

4. 咽頭

□咽頭は，食物と空気の共通の通路である．
□咽頭は，咽頭鼻部，咽頭口部，咽頭喉頭部の3部に分けられる．
□咽頭鼻部には，耳管が開口し，中耳の気圧調整に関与する．

5. 喉頭

□喉頭は，C4〜6の高さに位置する約5cmの管状器官である．
□喉頭は，気道の一部であり，発声器官でもある．
□喉頭には，6種9個の喉頭軟骨がある．
□喉頭軟骨の詳細を以下に示す．
　・甲状軟骨は，無対性の喉頭軟骨の中で最大の軟骨であり，喉頭隆起（のど仏）が存在する．
　・輪状軟骨は，無対性で，披裂軟骨と関節をつくる．
　・喉頭蓋軟骨は無対性で，嚥下時に食塊の気道内流入を防ぐ．
　・披裂軟骨は有対性で，披裂軟骨と甲状軟骨の間に声帯ヒダが張る．
□声帯は，声帯ヒダとその間の声門裂からなり，発声に関与する．
□声帯靱帯と声帯筋が粘膜に覆われたものを声帯ヒダ（声帯）という．
□喉頭筋は，声門の開閉，声帯の緊張，喉頭口の開閉などに関与する．
□喉頭筋は，主に迷走神経の枝である反回神経に支配される．

6. 発声の仕組み

□呼気により声帯が振動して音（喉頭原音）が発生する．
□喉頭原音は，咽頭や鼻腔などで共鳴し，舌や口唇の動き（構音）からも影響されて発声となる．

7. 気管・気管支

□気管は，C6〜T4・5に位置する．
□気管の壁には，馬蹄形の気管軟骨が15〜20個存在する（図14）．
□気管の後壁には軟骨がなく，膜性壁となる．
□気管は，T4・5の高さで左右の気管支に分岐する．
□成人の右気管支は，左気管支よりも太く，短く，垂直に近い走行をとる．
□気道内の異物は，右気管支に入りやすい．

第4章　解剖学

87

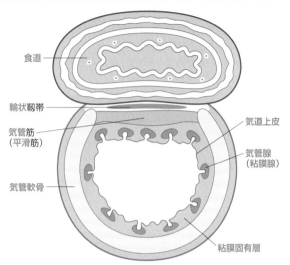

図 14 気管の断面

食道
輪状靱帯
気管筋（平滑筋）
気管軟骨
気道上皮
気管腺（粘膜腺）
粘膜固有層

□気管支が肺門から肺に達すると，樹枝状に分岐を繰り返す．

□肺門は，肺の内側面中央に存在する．

□気管支，肺動脈，肺静脈，気管支動静脈，リンパ管，神経などが肺門を出入りする．

□気管支は，「（主）気管支→葉気管支→区域気管支→肺胞管→肺胞嚢→肺胞」のように2分岐を繰り返して樹枝状になる．

□左右の主気管支は，右肺で3本，左肺で2本の葉気管支に分かれる．

□区域気管支は，右肺で10本，左肺で9本に分かれる（**図15**）．

8. 肺

□肺の下面を肺底，上面を肺尖という．

□肺尖は，鎖骨上方約2cmに位置する．

□肺底は，およそ第6肋骨の高さに位置し，横隔膜に接する．

□肺は裂により，右肺は3葉，左肺は2葉に分かれている．

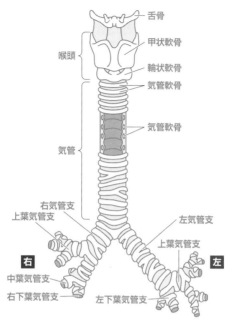

舌骨

甲状軟骨

喉頭

輪状軟骨

気管軟骨

気管軟骨

気管

右気管支
上葉気管支

左気管支

右

上葉気管支

左

中葉気管支

右下葉気管支

左下葉気管支

図 15　気管・気管支

□右肺は，水平裂により上葉と中葉に，斜裂により中葉と下葉に分けられる．

□左肺は，斜裂により上葉と下葉に分けられる．

□水平裂は，右肺にのみ存在する．

□心臓が左に寄っているため，右肺と比較して左肺は小さい．

□肺胞は直径約 0.2 mm で，両肺に 3〜5 億個存在し，表面積は約 120 m² である．

□肺胞上皮細胞には，Ⅰ型肺胞細胞とⅡ型肺胞細胞の 2 種類が存在する．

　・Ⅰ型肺胞細胞（扁平肺胞細胞）は，ガス交換に関与する．

　・Ⅱ型肺胞細胞（大肺胞細胞）は，界面活性物質を産生する．

□肺胞の周りには，毛細血管が張り巡らされている．

□肺の機能血管は，肺動脈と肺静脈である．

□肺の栄養血管は，気管支動脈と気管支静脈である．

9. 胸　膜　■ ■ ■ ■ ■

□胸膜には，臓側胸膜と壁側胸膜がある．

□肺実質を覆う臓側胸膜は，肺門で折り返って壁側胸膜に移行する．

□臓側胸膜と壁側胸膜の間を胸膜腔という．

□胸膜腔には，漿液が存在し，呼吸運動時の摩擦を軽減する．

F. 消化器

1. 消化器の概説　■ ■ ■ ■ ■

□消化器は，消化管，消化腺，付属物からなり，詳細を以下に示す（図16）．

・消化管は「口腔→咽頭→食道→胃→小腸→大腸」から構成される．

・消化腺は，唾液腺，肝臓，膵臓などからなる．

・付属物として，歯，舌，胆嚢などがあげられる．

□小腸は，口側から十二指腸，空腸，回腸の順に区別される．

□大腸は，口側から盲腸，結腸，直腸の順に区別される．

□臓器は，中腔性器官と実質性器官に分けられ，詳細を以下に示す．

・中腔性器官は，胃，腸，胆嚢，膀胱などがあげられる．

・実質性器官は，肝臓，脾臓，肺臓，腎臓などがあげられる．

□中空性器官の壁は，一般に内側から粘膜，筋層，漿膜あるいは外膜の3層からなる（図17）．

□口腔から食道の粘膜は重層扁平上皮，胃から大腸の粘膜は円柱上皮で構成される．

□口腔から食道の壁は外膜を，胃から大腸の壁は漿膜をもつ．

2. 口　腔　■ ■ ■ ■ ■

□口腔は，口腔前庭と固有口腔に分けられ，詳細を以下に示す．

・歯列と口唇，頬との間が口腔前庭である．

・歯列より舌側の空間が固有口腔である．

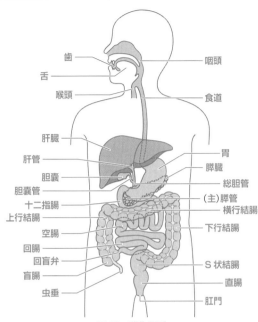

歯
舌
喉頭
肝臓
肝管
胆嚢
胆嚢管
十二指腸
上行結腸
空腸
回腸
回盲弁
盲腸
虫垂

咽頭
食道
胃
膵臓
総胆管
(主)膵管
横行結腸
下行結腸
S状結腸
直腸
肛門

図16　消化器系

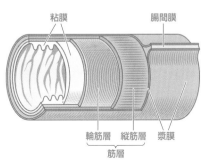

粘膜
腸間膜
輪筋層　縦筋層
筋層
漿膜

図17　中腔性器官（小腸）

□口腔は，口峡で咽頭につながる．

□固有口腔の上壁を口蓋と呼ぶ．

□口蓋は，前方 2/3 の硬口蓋（骨口蓋）と後方 1/3 の軟口蓋に分けられる．

3. 歯　牙　■ ■ ■ ■ ■

□永久歯は 32 本，乳歯は 20 本であり，詳細を以下に示す．

　・永久歯は「切歯 8 本，犬歯 4 本，小臼歯 8 本，大臼歯 12 本」よりなる．

　・乳歯は「乳切歯 8 本，乳犬歯 4 本，乳臼歯 8 本」よりなる．

□歯牙は，上・下顎骨の歯槽部内に線維性連結し，これを釘植という．

□歯牙は，外部に露出する歯冠，歯冠と歯根の間の歯頸，歯槽内にある歯根に分けられる．

□歯冠部の最表層はエナメル質で，歯根部の最表層はセメント質である．

□エナメル質とセメント質の下層に象牙質が，その下に歯髄がある．

□エナメル質は，人体で最も硬度が高い．

4. 舌　■ ■ ■ ■ ■

□舌筋は骨格筋で，舌下神経支配である．

□舌筋は，舌内部に起始・停止する内舌筋と，骨に起始し舌内に停止する外舌筋に分けられる．

□内舌筋は，舌の形を変える筋で上・下縦舌筋，横舌筋，垂直舌筋がある．

□外舌筋は，舌の位置を変える筋で茎突舌筋，舌骨舌筋，オトガイ舌筋がある．

□味覚の受容器は味蕾で，茸状乳頭，葉状乳頭，有郭乳頭にある（図 18）．

□味蕾は，糸状乳頭には存在しない．

□味蕾は，舌乳頭以外（口腔や咽頭など）にも存在する．

□味蕾は，味細胞，支持細胞，基底細胞からなる（図 19）．

□舌乳頭には，糸状乳頭，茸状乳頭，葉状乳頭，有郭乳頭があり，詳細を以下に示す．

　・糸状乳頭は，角化が著しく，白くみえる．

　・茸状乳頭は，赤い粒状である．

　・葉状乳頭は，舌縁部にある．

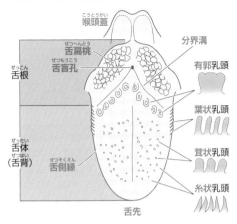

図 18　舌

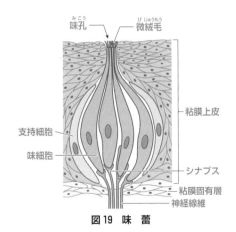

図 19　味　蕾

・有郭乳頭は，分界溝の前に並ぶ．
□舌の神経支配を**表18**に示す．

表 18 舌の神経支配

	舌前 2/3	舌後 1/3
味　覚	顔面神経	舌咽神経
一般知覚	三叉神経	舌咽神経
運　動	舌下神経	

5. 唾液腺　■■■■■

□大唾液腺には，耳下腺，顎下腺，舌下腺があり，詳細を以下に示す.
　・耳下腺は純漿液腺で，耳下腺乳頭に開口し，舌咽神経支配である.
　・顎下腺は混合腺で，舌下小丘に開口し，顔面神経支配である.
　・舌下腺は混合腺で，舌下ヒダと舌下小丘に開口し，顔面神経支配である.

6. 咽　頭　■■■■■

□扁桃は，リンパ小節の集団で免疫機構に関与する.
□扁桃は，咽頭に輪状に配置され，これをワルダイエルの咽頭輪という.
□ワルダイエルの咽頭輪は，口蓋扁桃，舌扁桃，咽頭扁桃，耳管扁桃より構成される.

7. 食　道　■■■■■

□食道は C6〜T11 の高さで，気管の後方に位置する約 25 cm の管状器官である.
□食道の粘膜は重層扁平上皮からなり，食道の筋は内輪外縦の 2 層である.
□食道上部 1/3 の筋は横紋筋で，食道下部 1/3 の筋は平滑筋で構成され，中 1/3 は両筋が混在する.
□食道には，食道起始部，気管分岐部，横隔膜貫通部の 3 つの狭窄部がある. なお，食道の狭窄部は癌の好発部位である.

8. 胃　■■■■■

□胃の食道側が噴門，十二指腸側が幽門である.
□胃は，左に膨れて胃底という天井となる.

□胃底部と幽門部を除いた胃の中央部を胃体という.

□弯曲する胃の外側を大弯，内側を小弯という.

□胃角（角切痕）は，小弯側にある.

□胃は，腹膜で覆われている.

□胃の腹膜の前面と後面が小弯側で合したものが小網，大弯側で合したものが大網である.

□胃内腔には多数のヒダがあり，胃粘膜ヒダと呼ばれる.

□胃の筋層は，内斜，中輪，外縦の3層構造である.

□一般的な中腔性器官の筋層は，内輪と外縦の2層構造である.

□固有胃腺（胃底腺）を構成する分泌細胞と分泌物の詳細を以下に示す（図20）.

・主細胞は，ペプシノーゲンを分泌する.

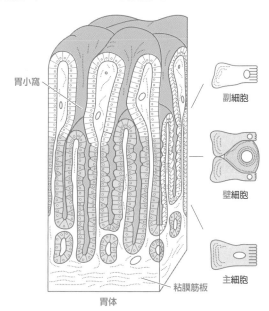

胃小窩

副細胞

壁細胞

主細胞

粘膜筋板

胃体

図20 固有胃腺

- ・壁細胞は，塩酸および内因子を分泌する.
- ・副細胞は，粘液を分泌する.
- □噴門腺と幽門腺は，粘液腺である.
- □幽門腺の開口部付近には，ガストリンを分泌する G 細胞が散在する.

9. 小　腸　　　■ ■ ■ ■ ■

- □小腸は，消化や栄養・水分の吸収などを行う約 6 m の消化管である.
- □小腸は，十二指腸（25 cm），空腸（口側 2/5），回腸（肛門側 3/5）に分けられる.
- □空腸や回腸と異なり，十二指腸は間膜をもたず，後腹壁に固定されている.
- □十二指腸では，膵液を運ぶ膵管と胆汁を運ぶ総胆管が合し，大十二指腸乳頭に開き，小十二指腸乳頭には副膵管が開口する（図21）.
- □大十二指腸乳頭にオッディの括約筋があり，消化液の出る量を調節する.
- □大十二指腸には，トライツ靱帯があり，十二指腸空腸曲を固定支持する.
- □空腸と回腸は，腸間膜をもつため腸間膜小腸と呼ばれる.
- □小腸粘膜には，輪状ヒダが存在し，その表面に絨毛と呼ばれる突起があり，さらに絨毛の上皮細胞には微絨毛があり，面積を広げ吸収をよくする.
- □輪状ヒダは，空腸で特に発達する.
- □集合リンパ小節であるパイエル板は回腸に多い.

10. 大　腸　　　■ ■ ■ ■ ■

- □大腸は，内容物から水分を吸収し便を形成する.
- □大腸における栄養の吸収能力は低いが，電解質やアミノ酸など一部の栄養などは吸収される.
- □大腸は，約 1.5 m の消化管で盲腸，結腸，直腸に分けられる.
- □大腸粘膜は，小腸と異なり輪状ヒダや絨毛は存在しない.
- □回腸と盲腸の境にある弁を回盲弁といい，内容物の逆流を防ぐ.
- □盲腸には，リンパ小節が集まる虫垂が存在する.
- □結腸は，上行結腸，横行結腸，下行結腸，S 状結腸に分けられる.
- □結腸には，結腸膨起，結腸ヒモ，腹膜垂，半月ヒダなどの構造がある.
- □結腸では縦走筋が発達し，3 本の筋のような結腸ヒモをつくる.

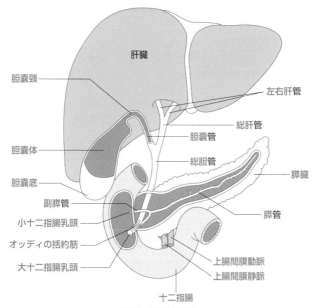

図21　胆路と膵管

□結腸ヒモには，大網ヒモ，間膜ヒモ，自由ヒモがある.

□結腸は，結腸ヒモにより短縮して外面に膨らみ結腸膨起となる.

□結腸膨起は外面に膨らむが，内面に向けては半月ヒダとなる.

□腹膜垂は，結腸ヒモに沿って存在し，脂肪組織を入れる小さな袋である.

□内肛門括約筋は平滑筋，外肛門括約筋は骨格筋である.

11. 肝　臓　　■■■■■

□肝臓は，横隔膜直下で右上腹部に位置する.

□肝臓は，人体最大で暗褐色の実質器官である.

□肝臓は，上面からみると肝鎌状間膜で右葉（4/5）と左葉（1/5）に分けられる.

97

□肝臓は，下面からみると右葉と左葉のほかに，前方は方形葉に，後方は尾状葉に分けられる．

□胆嚢と下大静脈を結ぶ線をカントリー線と呼ぶ．

□カントリー線は，肝臓を機能的右葉と左葉に分ける目安となる．

□肝臓の頭側背面の無漿膜野を除き，大部分が腹膜に覆われる．

□ディッセ腔には，ビタミンA貯蔵細胞がみられる．

□ディッセ腔は，類洞内皮細胞と肝細胞の間の間隙である．

□肝臓の類洞腔内には，マクロファージの一種であるクッパー細胞が存在する．

□肝臓の下面にある肝門には，固有肝動脈，門脈，肝管などが出入りする．なお，肝静脈は肝門を通らない．

□肝門より入る固有肝動脈と門脈は，それぞれ小葉動脈と小葉静脈を経て類洞に入り中心静脈に注ぐ．その後，肝静脈を経て下大静脈から心臓へ還る．

□中心静脈を囲む肝細胞からなる多角柱状の肝小葉が，肝臓の構造的単位となる．

12. 胆　嚢　　　　　■ ■ ■ ■ ■

□胆嚢は，胆汁を貯蔵・濃縮して十二指腸に分泌する．

□Calot三角（カロー三角）は，肝臓下面，総肝管，胆嚢管で構成され，胆嚢動脈が通ることが多い．

□胆汁は，脂肪の消化や吸収を促進する．

□胆嚢管は，総肝管と合流して総胆管となる．

13. 膵　臓　　　　　■ ■ ■ ■ ■

□膵臓は，膵頭，膵体，膵尾からなり，外分泌部と内分泌部に分かれる．

□膵頭は，十二指腸によりC字型に囲まれ，膵尾は脾臓に接する．

□内分泌細胞からなるランゲルハンス島は，主に膵尾に存在する．

□ランゲルハンス島には，α細胞，β細胞，δ細胞が存在する．

□ランゲルハンス島α細胞は，血糖上昇に関与するグルカゴンを分泌する．

□ランゲルハンス島β細胞は，血糖低下に関与するインスリンを分泌する．

□ランゲルハンス島 δ 細胞は，ソマトスタチンを分泌する.
□ソマトスタチンは，グルカゴンとインスリンの分泌を抑制する.

14. 腹　膜

■■■■■

□腹膜は，腹壁の内面の壁側腹膜と臓器表面の臓側腹膜，両者を結ぶ間膜に分けられる（**図 22**）.
□腹膜で囲まれた内腔を腹膜腔といい，なかに腹膜液を含む.
□壁側腹膜と腹壁の間を腹膜外隙といい，特に後腹壁に接する外隙を腹膜後隙と呼ぶ.
□腹膜後隙に位置する器官を腹膜後器官という.
□主な後腹膜臓器には，十二指腸，膵臓，上行結腸，下行結腸，腎臓，副腎などがある.

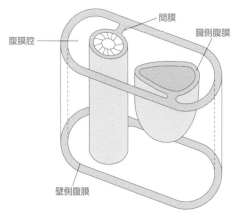

間膜
臓側腹膜
腹膜腔
壁側腹膜

図 22　腹膜の模式図

G. 泌尿器系

1. 泌尿器の概説

■■■■■

□泌尿器とは，血中から不要な物質などを排泄する器官であり，腎臓，尿管，膀胱，尿道より構成される（**図 23**）.

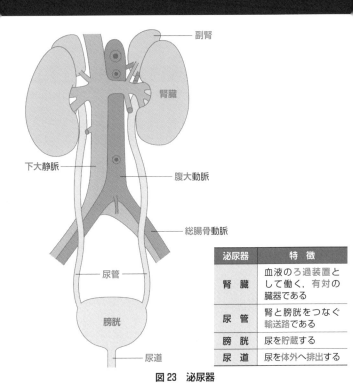

図 23　泌尿器

泌尿器	特　徴
腎　臓	血液のろ過装置として働く，有対の臓器である
尿　管	腎と膀胱をつなぐ輸送路である
膀　胱	尿を貯蔵する
尿　道	尿を体外へ排出する

2.　腎　臓　　■■■■■

□腎臓の外形は，内側縁が凹状の構造で，外側縁が凸状のそらまめ状の構造であり，体内の左右に存在する（**図 24**）．

□腎臓は，腹膜後隙に位置する腹膜後器官の一つである．

□右腎は，左腎より 1〜2 cm 低位に位置する．

□腎臓の内側面の陥凹を腎門という．

□腎門を腎静脈，腎動脈，尿管などが通る．

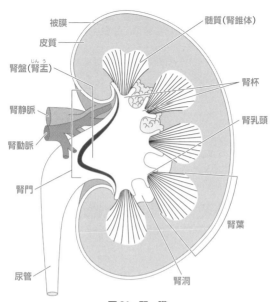

被膜

皮質

腎盤(腎盂) じんう

腎静脈

腎動脈

腎門

尿管

髄質(腎錐体)

腎杯

腎乳頭

腎葉

腎洞

図24 腎 臓

□腎臓は，内側から線維被膜，脂肪被膜，腎筋膜（ゲロータ筋膜）の順に包まれ固定されている．

□腎臓の内部構造をみると，表層の皮質と深層の髄質に区別される．

□髄質には，放射状に並ぶ10数個の腎錐体が存在する．

□腎錐体の先端は腎乳頭となり，尿が腎杯に漏出される．

□腎杯は，腎乳頭から尿を受け，腎杯は集まって腎盤になる．

□腎盤は，尿管に続いている．

□皮質は，表層部のみではなく髄質の間にも入り込んで腎柱となる．

□腎臓の構造的・機能的単位をネフロンといい，片側の腎臓に約100万個存在する．

□ネフロン（腎単位）は1個の腎小体と，それに続く1本の尿細管から構成される．

□腎小体はマルピギー小体とも呼ばれ，毛細血管より構成される糸球体と，これを包む糸球体嚢からなる．なお，糸球体嚢はボーマン嚢とも呼ばれる．

□尿細管は，腎小体側から近位尿細管，ヘンレのワナ，遠位尿細管に区別されて集合管に続く．

□集合管は，合流を繰り返し乳頭管となり，腎乳頭の先端の乳頭孔から腎杯に開口する．

□腎小体は皮質に，尿細管のヘンレのワナは髄質に位置する．

□輸入細動脈が糸球体に入る直前部には糸球体傍細胞が存在する．

□糸球体傍細胞は，血圧調節に関与するホルモンであるレニンを分泌する．

□2つの毛細血管網を連絡する動脈を怪網という．

□糸球体と尿細管周囲の毛細血管を連絡する輸出細動脈は，怪網にあたる．

3. 尿　管　■ ■ ■ ■ ■

□尿管は約 25 cm の管で，尿を腎臓から膀胱に輸送する．なお，尿は尿管の蠕動運動によって膀胱に送られる．

□尿管は，膀胱底の後から膀胱壁を斜めに貫き膀胱に開く．

□尿管の起始部，腹部と骨盤部の境界部，膀胱壁貫通部は，尿管の生理的狭窄部となり，尿管結石の通過障害を生じやすい．なお，「尿管の起始部」は「腎盤尿管移行部」と，「腹部と骨盤部の境界部」は「総腸骨動脈交叉部」と表現される場合もある．

□尿管壁は，内層から粘膜，筋層，外膜の3層よりなる．

□尿管の粘膜は，膀胱と同じく移行上皮で構成される．

4. 膀　胱　■ ■ ■ ■ ■

□膀胱は，尿を貯蔵する伸展性に富んだ袋状の器官である．なお，膀胱の形状や大きさ，壁の厚さは尿量に影響する．

□膀胱の上部が膀胱尖，下部が膀胱底である．

□膀胱の後方は，男性では直腸が接し，女性では子宮や膣が接する．

□膀胱底に内尿道口と左右の尿管口が存在する（図25）．

□左右の尿管口と内尿道口に囲まれた部位を膀胱三角という．

□膀胱三角は粘膜ヒダがなく，膀胱内容の充実度に関係なく平滑である．

□膀胱壁は，内層から粘膜，筋層，外膜の3層である．

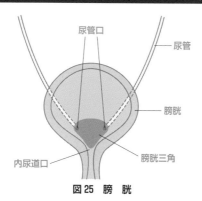

図 25　膀　胱

□膀胱の粘膜は，移行上皮から構成される．
□膀胱の筋層は，外縦筋層，中輪筋層，内縦筋層の 3 層構造である．
□膀胱の内尿道口には，輪走する平滑筋が肥厚した膀胱括約筋が存在する．
□一般に，膀胱の容量は成人で 300〜500 mL である．

5. 尿　道

□尿道は，尿を体外へ排出する器官で男女差が大きい．
□男性の尿道は約 20 cm と長く，全体として S 字状である．
□女性の尿道は約 4 cm と短く，直線的に走行するため逆行性感染を生じやすい．
□尿道隔膜部には，横紋筋である尿道括約筋が存在する．
□男性の尿道は，前立腺を貫き射精管と合流し，陰茎の尿道海綿体を通り外尿道口に開口する．

H.　生殖器系

1. 男性生殖器

□男性生殖器は，精子をつくる精巣や精子を運ぶ精路，前立腺や精嚢などの附属腺，さらに陰嚢や陰茎などの外生殖器から構成される（図 26）．

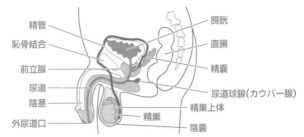

図 26　男性生殖器

□男性生殖器の精路は，精巣上体，精管，射精管，尿道からなる.

□男性の付属生殖腺には，精嚢や前立腺，尿道球腺があり，精液の成分を分泌する.

□前立腺は無対，精嚢と尿道球腺は有対である.

□精嚢は，果糖を含むアルカリ性の分泌物を分泌する.

□尿道球腺は，粘稠性の分泌物を分泌する.

□精巣は，精子を産生する左右一対の実質性器官である.

□精巣内部は，精巣中隔により，多くの精巣小葉に分けられる.

□精巣小葉の内部は，精細管で満たされている.

□精子は，精細管の精上皮で生成される.

□精細管壁に存在するセルトリ細胞は，精子を栄養とする.

□精細管の間質に存在するライディッヒ細胞は，テストステロン（男性ホルモン）を分泌する.

□精巣上体は，精子を蓄える.

□精巣と精巣上体は，一緒に被膜に包まれ，陰嚢内に存在する.

□精巣から出た十数本の精巣輸出管は，精巣上体に入り合流して精巣上体管となり，精管に移行する.

□精管は鼠径管を通って腹腔に入り，膀胱の後方を下って前立腺に入り射精管となった後，左右別々に尿道に開口する.

□前立腺は，膀胱の直下に位置し，尿道と射精管が貫く.

□陰茎内部には，スポンジのような組織である海綿体が存在する.

□海綿体には，背側にある有対の陰茎海綿体と腹側の尿道が通る無対の尿道海綿体の2種が存在する.

□尿道海綿体の先端が亀頭と呼ばれる.
□陰嚢の皮下には，肉様膜と呼ばれる平滑筋が存在する.

2. 女性生殖器 ■■■■■

□女性生殖器は，卵巣，卵管，子宮，膣，外生殖器から構成される（図27）.

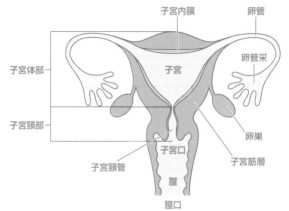

図 27　女性生殖器

□卵巣は，卵子形成・成熟と女性ホルモン分泌に関与する.
□卵管は，卵子を子宮へ運ぶ.
□子宮は，受精卵が着床し育つ場所である.
□膣は，交接器・産道となる.
□卵巣は，母指頭大の実質性器官で子宮の両側に位置する.
□卵巣の内側は固有卵巣索により子宮壁に，外側は卵巣提索により骨盤
　壁に固定される.
□卵巣実質は，中心部の髄質と，周辺部の皮質に分けられる.
□卵胞や黄体，白体は卵巣皮質に存在する（図28）.
□卵管は，卵巣側の卵管膨大部と子宮側の卵管峡部に分けられる. な
　お，受精は卵管膨大部で起こる.

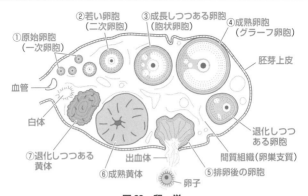

図 28 卵 巣

卵巣の図中ラベル:
①原始卵胞（一次卵胞）
②若い卵胞（二次卵胞）
③成長しつつある卵胞（胞状卵胞）
④成熟卵胞（グラーフ卵胞）
胚芽上皮
血管
白体
退化しつつある卵胞
⑦退化しつつある黄体
出血体
間質組織（卵巣支質）
⑥成熟黄体
⑤排卵後の卵胞
卵子

□卵管の卵巣側の先端は卵管采と呼び，排卵された卵子は，ここから卵管に入る．

□子宮は洋ナシ形の器官で，骨盤の中央，膀胱の後方，直腸の前方に位置する．

□子宮は，一般に前傾・前屈の位置をとる．

□子宮の上部 2/3 を子宮体部，上縁を子宮底部と呼ぶ．

□子宮の下 1/3 を子宮頸部，下端を子宮膣部と呼ぶ．

□子宮壁は，子宮内膜（粘膜），子宮筋層（平滑筋），子宮外膜（漿膜）の 3 層からなる．

□子宮内膜の表層を機能層と，深層を基底層という．

□月経時に子宮内膜の機能層が剥離・脱落する．

□子宮と卵管を上方より覆った腹膜が子宮の両側に垂れ下がり，その前後が合わさって子宮広間膜となる．

□女性の外生殖器は，恥丘，陰核，大陰唇，小陰唇，大前庭腺，膣前庭からなる．

□大前庭腺は，男性の尿道球腺に相当し，アルカリ性の粘液を分泌する．

□大前庭腺は，バルトリン腺とも呼ばれる．

I. 内分泌器系

1. 概　説

□ある特定の化学物質を合成し放出することを分泌といい，分泌に関与する細胞群を分泌腺という.

□皮膚や粘膜などの上皮組織が体表面から深部へ落ち込み，分泌作用を有するようになった細胞群が分泌腺である.

□分泌腺には，外分泌腺と内分泌腺に分けられ，詳細を以下に示す.

・外分泌腺は，体表や器官内腔に向けて導管を経由し分泌される. 外分泌腺として，汗腺，涙腺，乳腺，唾液腺などがあげられる.

・内分泌腺の導管は，発生過程で消失し，分泌物は血液，組織液に分泌される. 内分泌腺として，甲状腺，下垂体，副腎などがあげられる.

□内分泌器官には，下垂体，松果体，甲状腺，副甲状腺（上皮小体），膵臓，副腎，卵巣，精巣などがある.

□腎臓，視床下部などは内分泌腺ではないが，内分泌細胞を有する器官である.

2. 下垂体

□下垂体は，視床下部から細い茎で下垂し，蝶形骨のトルコ鞍の中央に収まる小指頭大の内分泌器官である.

□下垂体は，発生学的に異なる腺性下垂体と神経性下垂体からなる.

□腺性下垂体は，腺としての構造をもち，下垂体の前葉と中葉がこれにあたる.

□ヒトの下垂体中葉は，退化し痕跡的な器官である.

□神経性下垂体は，神経組織構造を示し，下垂体後葉がこれにあたる.

□視床下部で毛細血管網になった血管が数本の小静脈となり，前葉で再び毛細血管網となり，この小静脈が下垂体門脈である.

□下垂体後葉ホルモンは，視床下部の神経細胞が産生し，下垂体後葉まで伸びた軸索から分泌される. なお，下垂体後葉に内分泌細胞は存在しない.

□下垂体後葉ホルモンは，視床下部で産生されるが，分泌が下垂体後葉で行われているので，視床下部ホルモンとは呼ばれない.

□下垂体前葉は，甲状腺刺激ホルモン，副腎皮質刺激ホルモン，黄体形成ホルモン，卵胞刺激ホルモン，プロラクチン，成長ホルモンなどを分泌する．

□下垂体後葉から分泌されるオキシトシンとバゾプレッシンは，視床下部の神経細胞で産生されてから運ばれ，後葉から分泌される．

3. 上皮小体

□上皮小体（副甲状腺）は，甲状腺の背面（後面）にある上下1対の合計4つの小体である．

□上皮小体の腺細胞には，主細胞と酸好性細胞があり，ホルモン分泌を行うのは主細胞である．

□上皮小体（副甲状腺）では，カルシウム代謝に関わるパラソルモンが分泌される．

4. 甲状腺

□甲状腺は，甲状軟骨の前下面にある内分泌腺である．

□甲状腺は，単層立方上皮（濾胞上皮細胞）でつくられた濾胞の集まりで，濾胞腔はコロイドで満たされている．

□甲状腺の濾胞と濾胞の間には，傍濾胞細胞が存在する．

□甲状腺の濾胞細胞からは，トリヨードサイロニン（T3）やサイロキシン（T4）が分泌される．

□甲状腺の傍濾胞細胞からは，カルシトニンが分泌される．

5. 副 腎

□副腎は，第1腰椎の高さに位置し，両側の腎臓の上に付着する内分泌器で，表層の皮質と中心部の髄質からなる．

□副腎皮質は，腹膜上皮に由来する中胚葉性の器官で，副腎髄質は神経由来（交感神経）の外胚葉性の器官である．

□副腎皮質からステロイドホルモンが，副腎髄質からカテコールアミンが分泌される．

□ノルアドレナリン，アドレナリン，ドーパミンを合わせてカテコールアミンと呼ぶ．

□副腎皮質は，表層から球状層，束状層，網状層の3層に分けられる．

6. 膵　臓

□膵臓の大部分は，消化液を分泌する外分泌腺であるが，内分泌腺であるランゲルハンス島がその中に散在する．

□膵臓は，頭部，体部，尾部に分けられ，頭部は十二指腸で囲まれ，尾部は脾臓と接する．

□ランゲルハンス島は，膵尾部に多く存在する．

□ランゲルハンス島内の細胞は，染色性の違いから α 細胞，β 細胞，δ 細胞に区別される．なお，β 細胞が 80％を占める．

□ランゲルハンス島から血糖調節に関わるホルモンが分泌され，α 細胞からはグルカゴン，β 細胞からはインスリン，δ 細胞からはソマトスタチンが分泌される．

□膵臓は，後腹膜臓器である．

7. 松果体

□松果体は，第三脳室の後上壁から突き出すように位置する松かさ（松ぼっくり）のような形態の小体である．

□松果体には，松果体細胞，神経膠細胞，無髄神経線維が存在し，松果体細胞からメラトニンが分泌される．なお，メラトニンは日内リズムに関与する．

□X 線像などで松果体は石灰化（脳砂）を認めることがあるが，ほとんど臨床的に問題にならない．

J. 神経系

1. 神経組織と神経細胞

□神経組織は，主に神経細胞と神経膠細胞（グリア細胞）からなる．

□神経組織は，情報の処理・伝達に関与する．

□神経膠細胞は，神経細胞を支持・栄養し，神経細胞を支える．

□神経膠細胞には，星状膠細胞，希突起膠細胞，小膠細胞などがある（**表 19**）．

□神経細胞は，神経細胞体と 2 種類の突起（樹状突起と軸索突起：詳細を以下に示す）からなり，神経細胞全体をニューロン（神経系の機能単位）という（**図 29**）．

表19 神経膠細胞

神経膠細胞	特　徴
星状膠細胞	血液脳関門に関与する
希突起膠細胞	髄鞘を形成する
小膠細胞	貪食能をもつ

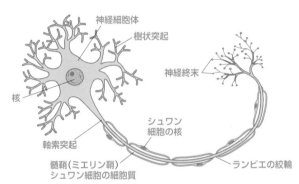

図29 神経細胞

・樹状突起は，比較的に短い複数の突起である．
・軸索突起は，通常1本の長い突起である．
□生後は，神経細胞に分裂・再生能力はない．
□神経細胞にみられるニッスル小体は，粗面小胞体の集合体である．
□神経細胞は，形から多極性神経細胞や偽単極性神経細胞などに分けられ，詳細を以下に示す．
　・中枢神経系を構成する神経細胞の多くが，多極性神経細胞に相当する．
　・末梢神経の感覚神経節を構成する細胞の多くが，偽単極性神経細胞に相当する．

2. シナプス

□神経と他の神経の接合部をシナプスと呼ぶ．

□電気的興奮が神経終末に到達すると，神経終末にあるシナプス小胞内の化学伝達物質がシナプス間隙に放出され，その神経伝達物質が次の神経細胞に受容されて興奮が次の神経へと伝達される.

3. 有髄神経と無髄神経 ■■■■■

□軸索突起は，髄鞘の有無により有髄線維と無髄線維に分けられる.
□有髄線維は，跳躍伝導を行うため伝導速度が速い.
□末梢神経の髄鞘は，シュワン細胞により形成される.
□中枢神経の髄鞘は，希突起膠細胞により形成される.
□髄鞘と髄鞘の間をランビエの絞輪という.

4. 中枢神経と末梢神経 ■■■■■

□神経系は，中枢神経と末梢神経からなり，詳細を以下に示す.
　・脳，脊髄は中枢神経である.
　・体性神経系，自律神経系（広義）は末梢神経である.
□末梢神経系の区分を表20に示す.

表20　末梢神経系の区分

体性神経	遠心性神経	運動神経
	求心性神経	感覚神経
臓性神経（広義の自律神経）	遠心性神経	自律神経（狭義）
	求心性神経	内臓求心性神経

□末梢神経は，刺激伝導方向，機能，形態などによって分類される.
□刺激伝導方向により，以下のように分類される.
　・遠心性神経は，中枢から末梢へ刺激が伝えられるものである.
　・求心性神経は，末梢から中枢へ刺激が伝えられるものである.
□機能により，以下のように分類される.
　・体性神経は，運動や感覚に関与するものである.
　・臓性神経は，臓器の機能に関与するものである.
□形態により，以下のように分類される（解剖学的分類）.
　・脳神経は，脳に出入りする神経で，12対存在する.
　・脊髄神経は，脊髄に出入りする神経で，31対存在する.

5. 灰白質と白質 ■■■■■

□中枢神経系において，神経細胞体が集まった部位を灰白質，神経線維が集まった部位を白質という．

□大脳皮質は灰白質に，大脳髄質は白質にあたる．

□中枢神経深部における神経細胞体の集団を神経核という．

□末梢神経における神経細胞体の集団を神経節という．

6. 髄　膜 ■■■■■

□脳・脊髄は，3重の髄膜で包まれる．

□髄膜は，外側から硬膜，クモ膜，軟膜の三層構造になっている．

□硬膜は強靱な厚い膜で，内外2葉の膜からなり，この2葉間に硬膜静脈洞ができる．

□クモ膜は，軟膜との間にクモ膜下腔をつくる．

□クモ膜下腔は，脳脊髄液で満たされ，脳を保護する．

□脳は，脳脊髄液の中に浮いた状態にある．

□脳に密着する薄い膜が軟膜である．

□小脳テントの開口部は，テント切痕と呼ばれ，脳幹が通る．

7. 脳 ■■■■■

□脳は，終脳（大脳半球），間脳，中脳，橋，延髄，小脳に分けられる．

□大脳は，大脳縦裂により左右の大脳半球に分かれる．

□大脳は，前頭葉，頭頂葉，側頭葉，後頭葉の4葉に分けられる．

□前頭葉および頭頂葉，側頭葉を上下に分ける外側溝（シルヴィウス溝）の深部には，島が存在する．

□大脳半球は，表面の大脳皮質，内部の大脳髄質および大脳核からなる．

□大脳核は，大脳髄質中に存在する灰白質である．

□大脳皮質は，大脳溝と大脳回によって面積を広げている．

□大脳皮質の神経細胞は，6層構造をとる．

□運動野がある第5層には，巨大錐体細胞が存在し，随意運動の伝導路である錐体路を出す．

□大脳皮質の各領域は，異なった働きを示し，これを機能局在と呼ぶ（図30，31）．

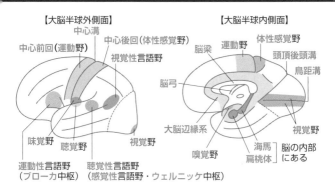

	機能局在
前頭葉	運動野（中心前回），ブローカ野（運動性言語野）
頭頂葉	感覚野（中心後回）
側頭葉	聴覚野（横側頭回），ウェルニッケ野（感覚性言語野）
後頭葉	視覚野

図 30　大脳皮質の機能局在

第 4 章　解剖学

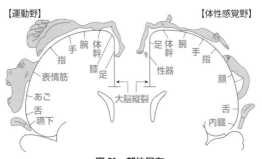

図 31　部位局在

□一般に言語野は，左半球に局在する.
□辺縁葉（帯状回，海馬傍回）や海馬，扁桃体などから大脳辺縁系が構成される.
□大脳辺縁系は，本能的な行動や情動に関与する.
□大脳髄質は，大脳皮質に出入りするさまざまな神経線維からなる白質である.
□大脳髄質内の神経線維には，交連線維，連合線維，投射線維などがある（表21）.

表21 大脳髄質内の神経線維

線　維	特　徴
交連線維	左右の半球をつなぐ神経線維
連合線維	同一半球内をつなぐ神経線維
投射線維	脳以外の部位へ向かう神経線維
大脳髄質内の神経線維	

連合線維　大脳縦裂　交連線維

投射線維　脳梁

□脳梁は，左右の大脳半球を結ぶ交連線維束である.
□大脳皮質と脳幹や脊髄などを結ぶ線維が投射線維である.
□尾状核，レンズ核，視床に囲まれた部位が内包で，錐体路や体性感覚の伝導路が通る（図32）.
□内包は，投射線維の集団である.
□大脳基底核（大脳核）は，大脳髄質中にある灰白質である.
□大脳基底核は，淡蒼球，被殻，尾状核で構成される（図32）.
□被殻と淡蒼球を合わせてレンズ核と呼ぶ.
□尾状核と被殻を合わせて線条体と呼ぶ.

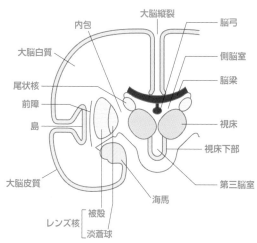

図 32　大脳基底核

□大脳基底核は，中脳黒質，視床，大脳皮質運動野と連絡し，骨格筋の筋緊張や運動などを調節する.

□間脳は，第三脳室の両側にある灰白質の塊である.

□間脳は，視床と視床下部などに分けられ，後上方に松果体がある. なお，松果体は内分泌腺であり，概日リズムの調節に関与するメラトニンを分泌する.

□視床は，感覚伝導路の中継核（嗅覚以外），運動系の中継核，意識水準の調節などの機能をもつ.

□視床の外側膝状体は視覚の中継核，内側膝状体は聴覚の中継核となる.

□視床は，脳幹網様体からの神経線維を受け，広く大脳皮質へ神経線維を送って意識水準を覚醒に保ち，これを上行性網様体賦活系という.

□視床下部には，体温，摂食，飲水，性行動などの中枢があり，自律神経の最高中枢とされる.

□脳幹は，上から間脳，中脳，橋，延髄に分けられる. なお，間脳は含める場合と含めない場合がある.

□中脳には，視覚反射中枢である上丘と，聴覚反射に関係する下丘がある.

□中脳には，動眼神経と滑車神経の神経核が存在する．

□中脳には，随意運動の調整に関与する赤核と黒質がある．なお，赤核は鉄分を含むため赤くみえ，黒質はメラニンを含む．

□中脳には，投射線維でつくられる大脳脚があり，その中央部を錐体路が通る．

□中脳の網様体は，主に意識水準を覚醒させるために働く．

□網様体は，神経細胞と神経線維が混在する領域である．

□橋に存在する菱形窩は，第四脳室の底となる．

□橋の脳神経核には，三叉神経，外転神経，顔面神経，内耳神経の核群がある．

□橋の網様体は，骨格筋の緊張の調節に関与する．

□延髄には，舌咽神経，迷走神経，副神経，舌下神経の核群がある．

□錐体路は，延髄下端で反対側に交叉し，これを錐体交叉という．

□延髄特有の核として，オリーブ核や後索核などがある．

□延髄の網様体には，骨格筋の緊張の調節に加え，心臓血管中枢や呼吸中枢としての働きがある．

□小脳は，橋の後方に位置し，表面に横走する小脳回と小脳溝をもつ．

□小脳は，左右1対の小脳半球，正中の虫部，さらに片葉小節葉からなる．

□小脳の表面は，灰白質の小脳皮質で，深部は白質の小脳髄質である．

□小脳は，延髄，橋，中脳と小脳脚を介して連絡する．

□小脳髄質には，小脳への出入力を中継する小脳核が存在する．

□小脳は，骨格筋運動における協調的運動の調整などに関与する．

8. 脳　室 ■■■■■

□脳・脊髄の内部には空洞が存在し，脳内の空洞を脳室，脊髄内のものを脊髄中心管という．

□脳内の空洞である脳室は，側脳室，第三脳室，中脳水道，第四脳室からなる．

□脳室・中心管は，第四脳室正中口（Magendie 孔）と外側口（Luschka 孔）によりクモ膜下腔と連絡し，脳・脊髄はその内外を脳脊髄液で満している．

□脳脊髄液は，側脳室，第三脳室，第四脳室にある脈絡叢から分泌される．

□脳脊髄液は，クモ膜顆粒を介して硬膜静脈洞に吸収される．

□脳脊髄液は脳を衝撃などから保護し,その産生量は1日約 500 mL である.

9. 脊 髄

□脊髄は,脊柱管内に存在する管状の構造で,頸髄,胸髄,腰髄,仙髄,尾髄に分けられる.

□脊髄は,器官を支配する下位中枢や上位中枢の伝導路として働く.

□脊髄は,第1腰椎下縁の高さで脊髄円錐となって終わる.

□脊髄の頸髄と腰髄には,太くなった頸膨大や腰膨大がみられる.

□頸膨大や腰膨大は,上肢や下肢に分布する脊髄神経が出るために発達した部分である.

□脊髄中心部の脊髄髄質はH字状の灰白質で,周囲の脊髄皮質は白質である.

□おおまかにいえば,神経細胞を含む脊髄髄質(灰白質)が下位中枢として,神経線維からなる脊髄皮質(白質)が伝導路として働く.

□脊髄髄質は,前角,後角,中間質,側角に分けられ,詳細を以下に示す.

・前角には,骨格筋に分布する運動神経の細胞体などが存在する.

・後角には,感覚神経や脊髄内の連絡をつかさどる介在神経の細胞体が存在する.

・側角には,末梢に向かう交感神経の細胞体が存在し,側角は T1〜L2 で発達する.

□脊髄皮質は,上位中枢の伝導路(神経線維)などが通り,前索,側索,後索に分けられる.

10. 伝導路

□中枢神経系の神経路を伝導路といい,情報の流れる向きによって上行性伝導路(中枢⇒末梢)と下行性伝導路(末梢⇒中枢)に大別される.

□感覚路は上行性伝導路,運動路は下行性伝導路である.

11. 下行性伝導路

□随意運動の伝導路が錐体路であり,皮質脊髄路(頸部から下の筋)と皮質核路(頸部から上の筋)がある.

□皮質脊髄路は,体肢の筋を支配する外側皮質脊髄路と,体幹の筋を支配する前皮質脊髄路に分けられる(図 33).

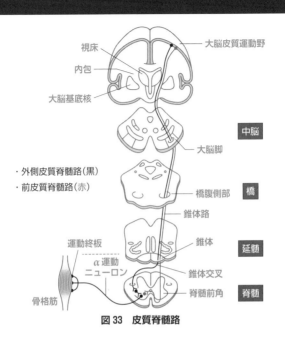

図 33　皮質脊髄路

・外側皮質脊髄路(黒)
・前皮質脊髄路(赤)

- 視床
- 内包
- 大脳基底核
- 大脳皮質運動野
- 中脳
- 大脳脚
- 橋腹側部
- 橋
- 錐体路
- 錐体
- 延髄
- 運動終板
- α運動ニューロン
- 骨格筋
- 錐体交叉
- 脊髄前角
- 脊髄

□外側皮質脊髄路は「大脳皮質運動野→内包→大脳脚→錐体交叉→脊髄側索→α運動ニューロン」の経路となる.
□前皮質脊髄路は錐体で交叉せず, 脊髄前角を下行した後に脊髄内で交叉して対側のα運動ニューロンに至る.
□皮質核路は, 大脳皮質運動野から脳幹の運動性脳神経核(脳神経の運動核)に至り, 頸部から上の筋を支配する伝導路である.
□錐体路以外の運動の調整などに関わる下行性伝導路として, 赤核脊髄路, 視蓋脊髄路, 網様体脊髄路, 前庭脊髄路などがあげられる.

12. 上行性伝導路

□体幹・体肢の温度や痛覚の伝導路は脊髄視床路を通り(図34), 顔面からの温度や痛覚の伝導路は三叉神経視床路を通る.

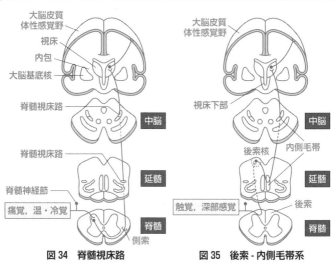

図 34　脊髄視床路　　　　　図 35　後索 - 内側毛帯系

□体幹・体肢の触覚と意識にのぼる深部感覚は，後索 - 内側毛帯系を通る（図 35）.

13. 脳神経

□脳・脊髄と筋肉・感覚器をつなぐ神経路が末梢神経系である.
□末梢神経は，脳神経 12 対と脊髄神経 31 対で構成される.
□脳神経は，運動神経，感覚神経，副交感神経から構成される. なお，脳神経に交感神経は含まれない.
□脳神経は，頭蓋骨の孔を通って頭蓋腔から外に出る.
□脳神経の細胞体が集合した部位を脳神経核という.
□脳神経の特徴を表 22 に示す.

14. 脊髄神経

□脊髄から発する末梢神経が脊髄神経で 31 対ある.

第4章　解剖学

119

表 22　脳神経

脳神経	神経線維の種類	機　能	脳神経の出るレベル
嗅神経　Ⅰ	感覚	嗅覚	脳幹より上
視神経　Ⅱ	感覚	視覚	脳幹より上
動眼神経　Ⅲ	運動，副交感	眼球運動（上眼瞼挙筋，上直筋，内側直筋，下直筋下斜筋），縮瞳	中脳
滑車神経　Ⅳ	運動	眼球運動（上斜筋）	中脳
三叉神経　Ⅴ	感覚，運動	顔面の一般知覚，咀嚼運動	橋
外転神経　Ⅵ	運動	眼球運動（外側直筋）	橋
顔面神経　Ⅶ	感覚，運動，副交感	顔面運動，唾液分泌（顎下腺・舌下腺），涙液分泌，味覚（舌前2/3）	橋
内耳神経　Ⅷ	感覚	聴覚，平衡感覚	橋
舌咽神経　Ⅸ	感覚，運動，副交感	嚥下運動，味覚（舌後1/3），唾液分泌（耳下腺）	延髄
迷走神経　Ⅹ	感覚，運動，副交感	内臓感覚・運動，発声	延髄
副神経　Ⅺ	運動	頸部の運動（胸鎖乳突筋，僧帽筋）	延髄
舌下神経　Ⅻ	運動	舌の運動	延髄

□脊髄神経は，頸神経8対，胸神経12対，腰神経5対，仙骨神経5対，尾骨神経1対で構成される．

□脊髄の前根は遠心性成分（運動）から，後根は求心性成分（感覚）からなる，この原則をBell-Magendieの法則という．

□胸髄から上位腰髄の前根には交感神経節前線維が含まれ，仙髄の前根には副交感神経節前線維が含まれる．

□脊髄の前根と後根は，脊柱管内で合わさって脊髄神経となり，椎間孔を出て前枝と後枝に分枝する．

□脊髄神経の前枝は，体幹の外側から腹側・上肢・下肢の筋と皮膚に，後枝は体幹の背部の筋と皮膚に分布する．なお，後枝は一般に前枝より細いが，第1・2頸神経の後枝は例外で前枝よりも発達がよい．

□脊髄神経の前枝の一部は，互いに吻合して神経叢を形成する，すなわち，頸神経叢，腕神経叢，腰神経叢，仙骨神経叢をつくる．なお，胸部では神経叢は形成されないので分節的支配構造を保っている．

□脊髄神経の後枝は，支配領域を分節的に支配する．

□頸神経叢は C1〜4 の前枝からなり，皮膚に分布する皮枝と骨格筋に分布する筋枝を出す．なお，詳細を以下に示す．

・皮枝として，小後頭神経，大耳介神経，頸横神経，鎖骨上神経などがあげられる．

・筋枝はとして，頸神経ワナ，横隔神経などがあげられる．

□腕神経叢は C5〜8 と T1 の前枝で構成され，腋窩神経，筋皮神経，正中神経，橈骨神経，尺骨神経などの枝を出す（表23）．

□腰神経叢は T12〜L4 の前枝で構成され，主な枝として大腿神経や閉鎖神経などを分枝する（表24）．

表23　腕神経叢

神　経	筋の支配	皮膚感覚の支配
筋皮神経	上腕の屈筋群	前腕外側の皮膚に分布する
正中神経	前腕の屈筋群（大部分），母指球の筋	橈側半の手掌と指の皮膚へ分布する
尺骨神経	前腕前面尺側の筋群，手掌尺側の筋群	手掌尺側半と手背尺側半の皮膚へ分布する
橈骨神経	上腕の伸筋群，前腕の伸筋群	上腕・前腕伸側と手背橈側半の皮膚へ分布する
腋窩神経	三角筋，小円筋	上腕外側および背側の皮膚に分布する

表24　腰神経叢

神　経	筋の支配	皮膚感覚の支配
大腿神経	大腿の伸筋群	大腿前面の皮膚
閉鎖神経	大腿の内転筋群	大腿内側面の皮膚

□仙骨神経叢は L4〜S3 の前枝で構成され，主な枝として上殿・下殿神経や坐骨神経を分枝する．

□坐骨神経は，膝窩の上方で総腓骨神経と脛骨神経の2枝を分枝する．

15. 自律神経　■■■■■

- □自律神経は，植物神経系とも呼び，不随意筋や腺を支配する.
- □自律神経は，交感神経と副交感神経からなる.
- □交感神経は，胸神経と腰神経に含まれ，胸腰系と呼ばれる.
- □副交感神経は，脳神経Ⅲ，Ⅶ，Ⅸ，Ⅹと仙骨神経に含まれ，頭仙系と呼ばれる.
- □自律神経は，節前線維と節後線維の2個のニューロンで構成される.
- □臓器は，交感神経と副交感神経の両方の支配を受けるのが普通であり，これを二重支配という.
- □臓器に対する交感神経と副交感神経の働きは，通常は拮抗し，これを拮抗支配という.

K. 感覚器系

1. 外　皮　■■■■■

- □皮膚は，人体表面を覆い身体内部を保護する組織である.
- □皮膚は，人体最大の面積・重量を有する臓器である.
- □皮膚は，表層から表皮，真皮，皮下組織の3層構造であり，詳細を以下に示す（図36）.
  - ・表皮は，重層扁平上皮からなり，外胚葉由来である.
  - ・真皮は，密性結合組織からなり，中胚葉由来である.
  - ・皮下組織は，疎性結合組織からなり，中胚葉由来である.
- □表皮は，表層から角質層，顆粒層，有棘層，基底層に分けられる.
- □表皮細胞は，基底層や有棘層で分裂・増殖し，表層へ移動する. なお，この過程で蛋白質のケラチンが細胞内に沈着し角化する.
- □表皮の基底層の近くにメラニン産生細胞が存在し，メラニン色素を産生する.
- □表皮下層には，温覚・冷覚・痛覚の受容器である自由神経終末や，触圧覚の受容器であるメルケル触覚円板が存在する.
- □真皮には，血管や汗腺，毛包などの付属器が存在する.
- □真皮には，触圧覚の受容器であるマイスネル小体が存在する.
- □真皮は，乳頭層，乳頭下層，網状層の3層に分けられる.

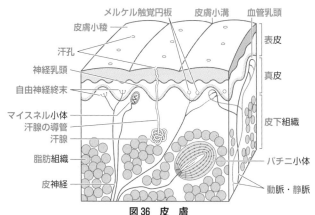

図36 皮膚

□ 皮下組織には,触圧覚・振動覚の受容器であるパチニ小体が存在する.
□ 小汗腺(エクリン腺)は,電解質を含む水分に富む分泌物を分泌して温熱性発汗に関与する.
□ 小汗腺(エクリン腺)は,全身に広く分布する.
□ 大汗腺(アポクリン腺)は,外耳道,腋窩,乳輪,陰部などに分布し,蛋白質と脂質に富む分泌物を分泌する.
□ 毛は,多量のケラチンを含む角質器である.
□ 毛は,露出している毛幹,皮膚に埋まっている毛根,毛根の先端が膨大した毛球からなる.
□ 毛の毛球の細胞が分裂して毛が伸びる.
□ 爪は,角質器の一つで,表皮が変形したものである.
□ 爪は,外からみえる爪体,皮膚に埋もれた爪根,爪の下で皮膚に続く爪床からなる.
□ 爪は,爪根部の爪床から成長する.

2. 視覚器(図37) ■ ■ ■ ■ ■

□ 眼球の外壁は,外側から外層の線維膜,中層の血管膜,内層の網膜の3層構造からなる.

【水平断】

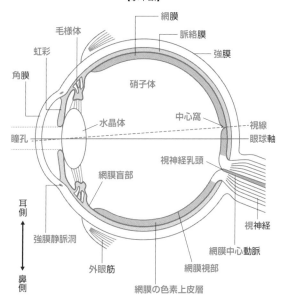

図 37　視覚器

□ 眼球壁の外層である線維膜は，眼球の前方 1/6 を占める透明な角膜と，後方 5/6 を占める白色の強膜に区別される.

□ 角膜には血管が存在せず，栄養は主に眼房水より供給される.

□ 眼球壁の中層は，脈絡膜，毛様体および虹彩より構成される.

□ 脈絡膜は，強膜の内側に存在する血管とメラニン色素細胞に富む暗褐色の膜であり，光の乱反射を防ぐ.

□ 毛様体内部には，平滑筋である毛様体筋が存在し，毛様体小帯（チン小帯）を介して水晶体の厚みを調節することで焦点の調節に関与する.

□ 虹彩は，カメラの絞りに相当し，中央には孔が開き，これが瞳孔である.

□ 虹彩には，交感神経支配である瞳孔散大筋と副交感神経支配である瞳孔括約筋が存在し，光量を調節する. なお，詳細を以下に示す.

・瞳孔散大筋は放射状に走行し、収縮すると散瞳が起こる.
・瞳孔括約筋は輪走し、収縮すると縮瞳が起こる.

□ 網膜は、視細胞層、双極細胞層、視神経細胞層の3層の神経組織から構成される神経層と、その外側に位置する色素上皮層からなる（**図38**）.

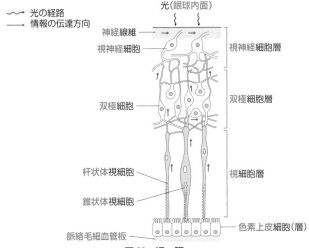

～ 光の経路
→ 情報の伝達方向

光（眼球内面）

神経線維
視神経細胞 — 視神経細胞層
双極細胞 — 双極細胞層
杆状体視細胞
錐状体視細胞 — 視細胞層
脈絡毛細血管板 — 色素上皮細胞（層）

図38 網 膜

□ 網膜の視細胞層には、光を受容する視細胞が存在し、杆状体視細胞と錐状体視細胞の2種類があり、詳細を以下に示す.
  ・杆状体視細胞は、光の明暗の識別に関与し、網膜の周辺部に多く存在する.
  ・錐状体視細胞は、光の色覚に関与し、網膜の中心窩周囲に多く存在する.

□ 眼球後極のやや外側に黄斑が存在し、その中央に中心窩という窪みがある.

□ 中心窩には、錐状体視細胞が多く分布し、最も視力がよい部位である.

□ 視神経が眼球を出る部位を視神経乳頭といい、この部位は視細胞が存在せず盲点となる.

□水晶体は，カメラの凸レンズに相当し，特殊な線維状の細胞で構成され，弾性に富む．

□水晶体が濁って視力が低下する疾患が白内障である．

□角膜と虹彩の間を前眼房，虹彩と水晶体の間を後眼房と呼び，眼房水で満たされている．

□眼房水は，毛様体内面の上皮で産生され，眼房内を循環した後に強膜静脈洞（シュレム管）から眼静脈に吸収される．

□眼房水圧は，通常 10〜20 mmHg であり，眼房水の循環障害で内圧が亢進した疾患が緑内障である．

□眼球の内部には，無色透明でゼリー状の物質（水分が主）である硝子体が存在し，眼球の内圧を保っている．

□視覚野は，後頭葉の鳥距溝周囲に局在する．

3. 聴覚器・平衡覚器

□聴覚器は，外耳，中耳，内耳より構成され，内耳に関しては平衡覚器としても働く（**図 39**）．

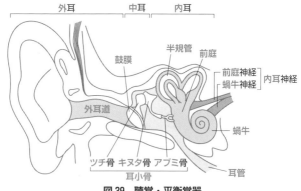

図 39 聴覚・平衡覚器

□外耳は集音器の役割をする耳介と，S 字状の管である外耳道よりなる．

□耳介は，弾性軟骨からなる耳介軟骨を骨組みとする．

□外耳道の外側 1/3 は軟骨で，内側 2/3 は骨で構成される．

126

□外耳道には，耳垢の成分を分泌するアポクリン汗腺が存在し，耳道腺という.

□中耳は，音波を振動に変える鼓膜，鼓膜から内耳までの空間である鼓室，中耳の気圧調節に関与する耳管から構成される.

□鼓室内には，鼓膜側から順にツチ骨，キヌタ骨，アブミ骨の３つの耳小骨が存在し，鼓膜の振動を内耳に伝える.

□耳管は，鼓室と咽頭をつなぐ管で，鼓室（中耳）の気圧調節に関与する.

□内耳は，側頭骨の錐体部に存在し，骨迷路と膜迷路からなる.

□骨迷路は，骨の中の複雑な形をした空洞であり，この中に同じような形をした膜迷路を入れている.

□骨迷路と膜迷路の間隙は外リンパ液で，膜迷路内は内リンパ液で満たされている. なお，外リンパ液と内リンパ液は交通しない.

□骨迷路は，蝸牛，前庭，半規管からなり，その内部にそれぞれの膜迷路が存在する.

□蝸牛の内部は，下階の鼓室階と上階の前庭階，その中間にある蝸牛管に分かれている.

□蝸牛管の内部にコルチ器（ラセン器）が存在し，音を受容する（**図40**）.

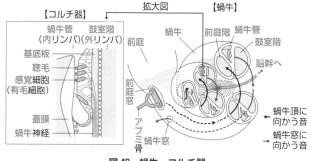

図40　蝸牛・コルチ器

□音は鼓膜を振動させ，その振動が耳小骨を介して前庭窓に達し前庭階に伝えられ，さらに鼓室階を経てコルチ器に受容される.

□ コルチ器は，蝸牛管の底である基底膜上に存在し，コルチ器の有毛細胞が振動を電気信号に変換する．

□ 前庭には，身体の傾きと直線加速度を受容する球形嚢と卵形嚢があり，その中に平衡斑が存在する．

□ 平衡斑は，有毛細胞の上にゼラチン状の耳石膜があり，その上に炭酸カルシウムの結晶である平衡砂（耳石）が存在する構造である．

□ 半規管は，3本のリング状の管が互いに直角に位置する．

□ 半規管の基部の膨大部では，有毛細胞が膨大部稜をつくって回転加速度を受容する．

□ 半規管の膨大部稜には有毛細胞があり，ゼラチン質のクプラに覆われている．

4. 味覚器　■■■■■

□ 舌の表面に舌乳頭と呼ばれる構造があり，味覚の受容器である味蕾が存在する．

□ 舌乳頭には，糸状乳頭，茸状乳頭，葉状乳頭，有郭乳頭がある．

□ 糸状乳頭を除く舌乳頭には，味蕾が存在する．なお，糸状乳頭には味蕾が存在しない．

□ 糸状乳頭は，上皮の角化が著しく白くみえる．

□ 味蕾は，味の受容器である味細胞とその支持細胞の2種の細胞により構成される．

□ 舌前2/3の味覚は顔面神経，舌後1/3の味覚は舌咽神経を介して伝わる．

□ 味覚の伝導路は，延髄孤束核を経て視床に達し，大脳皮質の中心後回の下端部で終わる．

5. 嗅覚器　■■■■■

□ 嗅覚は，鼻腔の天井にある嗅上皮の嗅細胞によって受容される．

□ 嗅細胞は，先端に数本の嗅毛をもち，粘膜の表層の粘液内に入り，臭い物質を受容する．

□ 嗅細胞から出た軸索が集まり嗅神経となり，篩骨の篩板の孔を通って嗅球に至る．

第5章
生理学

A. 生理学の基礎

1. 生理学とは

□生理学は，生物体の機能（仕組み）について研究する学問である．

2. ホメオスタシス

【内部環境】

□内部環境とは，細胞を取り巻く細胞外液の状態を指す．

□細胞外液や各生体機能が一定に保たれる仕組みをホメオスタシス（恒常性）という．

□内部環境は，内分泌系や神経系によるフィードバック機構によって調節される．

【フィードバック機構】

□フィードバック機構とは，原因と結果がある場合に，結果が原因を促進または抑制し，調節する機構のことである．

□フィードバック機構には，正のフィードバック機構と負のフィードバック機構がある．

□負のフィードバック機構は，結果が原因を抑制する機構である．

□正のフィードバック機構は，結果が原因を促進する機構である．

□ホメオスタシスは，主に負のフィードバック機構によって調節される．

3. 細胞の構造と機能

【細　胞】

□人体は，約数十兆個の細胞により構成される．

□細胞は，生物体の基本単位となり，その平均的な大きさは10～30 μm である．

□細胞は，細胞質と核から構成され，周囲を細胞膜で覆われた構造である．

□細胞質には，特定の構造と機能を有する細胞小器官が存在する．

□細胞内小器官には，液状成分である細胞質基質（サイトゾル）が存在する．

129

【細胞膜】
□細胞膜は，リン脂質を主成分とする脂質二重膜と蛋白質より構成される（図1）.

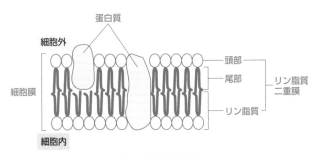

図1　細胞膜の構造

□細胞膜の主成分であるリン脂質は，頭部と尾部より構成される.
□リン脂質頭部は，リン酸基から構成され，親水性の性質を示す.
□リン脂質尾部は，脂肪酸より構成され，疎水性の性質を示す.
□細胞膜は，疎水性のリン脂質尾部を内側に向けた脂質二重膜となる.
□細胞膜上の蛋白質には，物質輸送に関わる輸送体，イオンの受動輸送を担うチャネル，細胞外の特定の物質と特異的に結合するレセプター，触媒作用をもつ触媒などがある.
□輸送体には，細胞膜を通過しにくい物質の受動輸送に関わる輸送体と，イオンポンプのような能動輸送に関わる輸送体などが存在する.
□細胞膜は，物質の種類によって透過性が異なり，これを選択的透過性という.
【核】
□核内には，遺伝情報をもつ物質である DNA（デオキシリボ核酸）が存在する.
□DNA は，五炭糖であるデオキシリボースとリン酸，塩基からなるヌクレオチドが鎖状に結合した高分子化合物である.
□核膜には，多数の核膜孔が存在し，核内外の物質輸送に関わる.

【染色質と染色体】

□ヒストン（蛋白質）にDNAが巻きついた構造をクロマチン（染色質）という．

□細胞分裂時に，クロマチンは凝集し，染色体となる．なお，分裂期以外はクロマチンとして核内に分散し存在する．

【細胞内小器官】

□細胞内小器官には，ミトコンドリア，滑面小胞体，粗面小胞体，ゴルジ装置，リボソーム，中心体などがある．

□ミトコンドリアは，内膜と外膜の二重膜で覆われた内腔をもつ構造である．

□ミトコンドリア内膜のひだ状の構造をクリステという．

□ミトコンドリアは，ATP（アデノシン三リン酸）合成に関与する（クエン酸回路や電子伝達系）．

□ミトコンドリアは，代謝の著しい心筋や横紋筋に多く存在する．

□小胞体には，粗面小胞体と滑面小胞体が存在する．

□粗面小胞体の表面にはリボソームが付着し，蛋白質合成に関わる．

□滑面小胞体にはリボソームは付着せず，表面が滑らかである．

□滑面小胞体は，細胞によってその機能が異なり，脂質代謝やステロイドホルモン合成，解毒などに関わる．

□ゴルジ装置は，粗面小胞体から送られた分泌蛋白質に，多糖類や脂質による修飾や濃縮を行う．

□リボソームは，蛋白質合成に関わる細胞小器官の一つであり，小胞体に付着するものと，細胞質中に遊離したものがある．

□リソソームは，内部に加水分解酵素をもち，細胞内へ取り込んだ物質や代謝産物などを分解する．

□中心体は，細胞分裂時の紡錘糸やべん毛の形成に関わる．

【細胞骨格】

□細胞骨格は，細胞質に存在する網の目状および束状の構造で，細胞構造の維持，細胞内物質の輸送などに関与する．

□細胞骨格は，マイクロフィラメント，中間径フィラメント，微小管などがある．

【エンドサイトーシスとエクソサイトーシス】

☐細胞外液に存在する物質を，細胞膜でつくる小胞により細胞内に取り込む過程をエンドサイトーシスと呼ぶ.

☐エンドサイトーシスの中でも，免疫系の細胞が微生物などの異物を取り込み消化する働きを食作用という.

☐小胞膜が細胞膜と融合し，小胞内容物を細胞内から細胞外に放出する機構をエクソサイトーシス（開口分泌）という.

☐エクソサイトーシス，エンドサイトーシスによる物質の移動は，ATP が供給するエネルギーを必要とする.

4. 細胞膜を介した物質の移動 ■ ■ ■ ■ ■

【受動輸送】

☐細胞膜を介した細胞内外の物質の濃度などの勾配に従う移動を，受動輸送という.

☐受動輸送には，拡散，浸透，濾過などがある.

☐細胞膜を自由に移動できる酸素，二酸化炭素やアルコールなどが，濃度勾配に従い細胞膜を移動する現象を拡散と呼ぶ.

☐半透膜を介して水などの溶媒が，低濃度な場所から高濃度な場所に移動し，濃度を薄くする現象を浸透と呼ぶ.

☐水や小さな物質が，孔（穴）を通って移動する現象を濾過と呼ぶ.

【能動輸送】

☐ATP（エネルギー）を使い，濃度勾配に逆らう物質の移動を能動輸送という.

☐能動輸送は，一次能動輸送と二次能動輸送に分けられる.

☐一次能動輸送は，ATP のエネルギーを直接に利用し，物質を勾配に逆らい輸送するもので，ナトリウムポンプなどがこれにあたる.

☐二次能動輸送は，一次能動輸送によってつくられたイオンの電気化学的勾配によって物質を輸送する能動輸送をいう.

5. 蛋白質合成 ■ ■ ■ ■ ■

☐DNA の遺伝情報を mRNA（メッセンジャー RNA）に写しとることを転写という.

☐mRNA からリボソームで蛋白を合成することを翻訳という（**図2**）.

$$DNA \longrightarrow mRNA \longrightarrow 蛋白質$$
転写　　　　翻訳

図2　転写・翻訳

☐ RNA には，転写に関わる mRNA，アミノ酸を運ぶ tRNA，リボソームの構成成分である rRNA がある.

☐ 蛋白質合成は「核内で DNA から mRNA が転写→ mRNA が核外へ出てリボソームと結合→ tRNA がアミノ酸を運び，リボソーム上で遺伝情報どおりにアミノ酸をつなげる」の順に行われる.

6. 体液の区分と組織　■■■■■

☐ 成人の体液量は，体重のおよそ 60%を占める（**表1**）.

表1　成人の体液量

体　液	細胞外液 （体重の20%）	・血漿（体重の5%）と組織液（間質液，体重の15%）に分けられる ・多い陽イオン：ナトリウムイオン（Na^+） ・多い陰イオン：塩化物イオン（Cl^-），重炭酸イオン（HCO_3^-）
	細胞内液 （体重の40%）	・多い陽イオン：カリウムイオン（K^+） ・多い陰イオン：リン酸イオン（HPO_4^-），蛋白質

☐ pH は 0〜14 までの数値で表し，小さいほど水素イオン濃度が高く，酸性度が強い.

☐ 血液（動脈血）の pH は，7.4±0.05 である.

☐ アシデミアは，血液の pH が 7.35 以下になった状態を指す.

☐ アルカレミアは，血液の pH が 7.45 以上になった状態を指す.

☐ アシドーシスは，酸塩基平衡を酸性側に傾けようとする状態である.

☐ アルカローシスは，酸塩基平衡をアルカリ性側に傾けようとする状態である.

☐ 血液は，代謝によって生じた多量の揮発性酸（CO_2）と不揮発性酸（乳酸，リン酸，ケトン体など）のため，常に酸性に傾きやすい状態にある.

□代謝により生じる酸の99%は炭酸（H_2CO_3）であり，これはCO_2とH_2Oが反応して生成し，HCO_3^-とH^+に解離する（**図3**）.

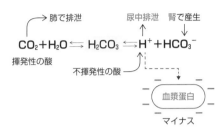

図3　炭酸（H_2CO_3）の反応

□揮発性の酸であるCO_2は呼吸によって排泄され，不揮発性の酸は腎から尿中に排泄される.

□CO_2やH^+は，血液中で血漿蛋白やヘモグロビンにより緩衝される（血液緩衝系）.

□HCO_3^-は，腎尿細管細胞により供給され，H^+の緩衝に働く.

□呼吸困難などにより体内の二酸化炭素分圧（PCO_2）が増加すると，血漿pHが低下する. これを呼吸性アシドーシスと呼ぶ.

□呼吸性アシドーシスにおける代償作用では，腎におけるH^+分泌（排泄）およびHCO_3^-の産生（再吸収）が増加する.

□過呼吸などで体内のPCO_2が低下すると，血漿pHが増加する. これを呼吸性アルカローシスと呼ぶ.

□呼吸性アルカローシスにおける代償作用では，腎によるH^+分泌が低下し，それによりHCO_3^-の産生（再吸収）が低下する.

□呼吸以外の要因で血漿pHが低下する病態を代謝性アシドーシス，血漿pHが上昇する病態を代謝性アルカローシスという.

□腎不全などでのH^+の排泄低下や糖尿病でのケトン体過剰産生によって，代謝性アシドーシスになる.

□嘔吐により胃酸を喪失した場合には，代謝性アルカローシスになる.

□代謝性アシドーシスでは，呼吸による代償作用が働いて呼吸が促進され，代謝性アルカローシスでは呼吸が抑制される（**表2**）.

表2　アシドーシスとアルカローシス

病　態	原因（例）	血漿 pH	PCO_2	HCO_3^-
呼吸性アシドーシス	呼吸不全	低下	上昇	上昇※
呼吸性アルカローシス	過呼吸	上昇	低下	低下※
代謝性アシドーシス	糖尿病，腎不全	低下	低下※	低下
代謝性アルカローシス	嘔吐	上昇	上昇※	上昇

※代償作用

B. 血液の生理

1. 成分と組成　　■■■■■

□全血液量は，体重の8%にあたる.
□血液の液体成分が血漿であり，細胞成分が血球である.
□血漿からフィブリノーゲンを除いた部分を血清という.
□血液は，0.9%の食塩水（生理食塩水）と等張（浸透圧が等しい）である.
□主な血漿蛋白として，アルブミン，グロブリン，フィブリノーゲンなどがあげられる（**表3**）.

表3　主な血漿蛋白の特徴

主な血漿蛋白	特　徴
アルブミン	・肝臓で合成され，血漿蛋白の中で最も多い（60%） ・膠質浸透圧の維持，緩衝作用，栄養機能，担送機能などに関与する
グロブリン	・α_1，α_2，β，γ-グロブリンがある ・γ-グロブリンには免疫グロブリン（抗体）が含まれる
フィブリノーゲン	・トロンビンによりフィブリン（線維素）となり，血液凝固に関与する

□血液の組成を**図4**に示す.

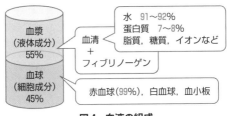

図4　血液の組成

□血液の機能を**表4**に示す.

表4　血液の機能

①酸素や栄養素などの運搬機能
②ホメオスタシスの機能（内部環境を一定に保つ）
③出血時の止血機能
④生体防御機構である免疫機能

□血球は，骨髄で造血幹細胞から産生され，これを造血という.
□胎児期には，肝臓や脾臓などでも造血が行われる.

2.　赤色球

□赤血球は，円盤状の細胞で核をもたない.
□赤血球は，鉄（Fe）を有するヘムと蛋白質であるグロビンからなる赤色のヘモグロビンを含み，酸素と結合して運搬する.
□赤血球の新生は，酸素分圧の低下により腎臓から分泌されるエリスロポエチンによって促進される.
□寿命は約120日であり，脾臓などで破壊される．これを溶血と呼ぶ.
□溶血により放出されたヘモグロビンは，ヘムとグロビンに分解され，ヘムから黄色のビリルビンが生成する．これがアルブミンと結合して肝臓まで運ばれ，代謝される（**図5**）.

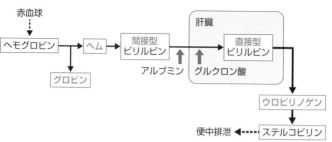

①赤血球から溶血により放出されたヘモグロビンは，ヘムとグロビンに分解される
②ヘムから黄色の非水溶性の間接型ビリルビンを生成し，これがアルブミンと結合して肝臓まで運ばれる
③肝臓でグルクロン酸と結合し，水溶性の直接型ビリルビンとなる
④胆汁中の成分として十二指腸に排泄される
⑤腸内で還元され，ウロビリノゲン，ステルコビリンなどを経て便中排泄される

図5　ヘモグロビンの分解とビリルビン代謝

3. 白血球

□白血球の分類と機能を**図6**に示す．
□抗体の種類と機能を**表5**に示す．

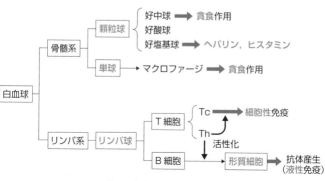

図6　白血球の分類と機能

137

分　類		機　能
顆粒球	好中球	・白血球中最も多く，貪食作用をもつ
	好塩基球	・ヘパリンやヒスタミンを放出し，アレルギー反応に関与する
単　球		・マクロファージに分化し，強力な貪食作用を示す
リンパ球	T 細胞	・細胞傷害性 T 細胞(Tc)：ウイルス感染細胞や腫瘍細胞を破壊し，細胞性免疫を担う ・ヘルパー T 細胞(Th)：他の免疫細胞を活性化する
	B 細胞	・形質細胞に分化して抗体を産生し，液性免疫(体液性免疫)を担う

図6　つづき

表5　抗体の種類と機能

抗　体	特　徴
IgM	免疫応答の初期に産生され，5 量体として存在する
IgG	抗体の中で最も多く，胎盤を通過できる
IgA	分泌液中に含まれ，2 量体として存在する
IgE	Ⅰ型アレルギー反応に関与する
IgD	機能はよくわかっていない

4. 血小板　■■■■■

□血小板は，無核細胞である.
□血小板は，血管損傷部位に粘着・凝集し，止血作用を示す.

5. 止　血　■■■■■

【止血機構】
□止血機構について図7に示す.
【血液凝固因子】
□血液凝固因子を表6に示す.

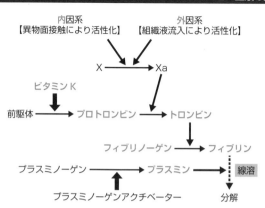

①血管損傷部位に粘着した血小板がアデノシンニリン酸(ADP)などを放出して血小板凝集を促進し，血小板血栓を形成する

②その後，血液の異物面接触による内因系や，組織液流入による外因系の機序で連鎖的な血液凝固反応が開始される

③X 因子が活性化され，活性化X因子(Xa)によりプロトロンビンがトロンビンになる

④トロンビンはフィブリノーゲン(線維素原)を活性化してフィブリン(線維素)となり，線維素による網の目構造により血小板血栓が補強される

⑤損傷部位の修復に伴い，プラスミノーゲンがプラスミノーゲンアクチベーターにより活性化されて，プラスミンとなる

⑥プラスミンがフィブリンを分解し，血栓を除去する〔線維素溶解現象(線溶)〕

図7　血液凝固・線維素溶解現象

表6　血液凝固因子

因子番号：慣用名	因子番号：慣用名
Ⅰ：フィブリノーゲン	Ⅷ：抗血友病因子
Ⅱ：プロトロンビン	Ⅸ：クリスマス因子
Ⅲ：組織トロンボプラスチン	Ⅹ：スチュワート因子
Ⅳ：カルシウムイオン	Ⅺ：PTA
Ⅴ：不安定因子	Ⅻ：ハーゲマン因子
Ⅶ：プロコンバーチン	ⅩⅢ：フィブリン安定因子

□血液凝固因子の多くは肝臓で合成されるが，そのうちいくつかの合成にはビタミン K の作用が必要である．

【ABO 式血液型】

□血液型は，赤血球膜の A 凝集原と B 凝集原の有無によって決まる．

□血清中に，もっていない凝集原に対する凝集素（抗体）が存在する．

□A 型の血清中には β 凝集素が存在するため，その血漿中に B 型赤血球が混じると，β 凝集素と B 凝集原が反応して（抗原抗体反応），B 型赤血球の凝集・溶血を起こす（表 7）．

表 7　凝集原と凝集素

血液型	A 型	B 型	O 型	AB 型
遺伝子型	AA または AO	BB または BO	OO	AB
凝集原	A 凝集原	B 凝集原	なし	A 凝集原 B 凝集原
凝集素	β 凝集素	α 凝集素	α 凝集素 β 凝集素	なし

【Rh 式血液型】

□Rh 式血液型では，赤血球表面に D 凝集原（抗原）をもつ場合を Rh 陽性，もたない場合を Rh 陰性と分類する．

□日本では，Rh 陽性の割合が 99%以上である．

□Rh 陰性の母体が Rh 陽性の胎児を妊娠し，胎児血が母体内へ流入した場合，母体内で抗 Rh 凝集素が産生され，これが次の妊娠で胎児（Rh 陽性）に移行し，新生児溶血性疾患を起こすことがある．

□血液検査の基準値を表 8 に示す．

表 8　基準値

赤血球	男：500 万/mm³ 女：450 万/mm³	血漿蛋白		7.5 g/dL (Alb：4.0〜5.0 g/dL)
Ht	男：45% 女：40%	空腹時血 (0.1%)		70〜110 mg/dL
Hb	男：14〜18 g/dL 女：12〜16 g/dL	脂質 (1%)	総コレステロール	130〜220 mg/dL 未満
白血球	3,500〜9,000/mm³ (好中球：40〜60%)		中性脂肪	30〜150 mg/dL 未満
血小板	12〜40 万/mm³	血液凝固時間		PT：10〜20 秒 APTT：30〜50 秒

Ht：ヘマトクリット，Hb：ヘモグロビン濃度，Alb：アルブミン

C. 循環の生理

1. 血液循環　　■■■■■

□肺循環と体循環を**図 8** に示す.

2. 心　臓　　■■■■■

【心　筋】

□心筋は，自身で収縮と弛緩を繰り返す自動性をもつ.

□心筋は，組織学的に固有心筋と特殊心筋からなる.

□特殊心筋は，興奮の生成と興奮伝導をつかさどる刺激伝導系（興奮伝導系）を構成する.

□刺激伝導系は，「洞房結節（ペースメーカー）→房室結節→ヒス束→右脚・左脚→プルキンエ線維」より構成される.

□心筋の性質を**表 9** に示す.

【心電図（ECG）】

□心電図は，心臓内を伝わる電気的興奮を体表面の電極から記録したものである（**図 9**）.

□心拍数は，1 分間の心臓の収縮回数であり，心電図の RR 間隔により求められる.

□房室ブロックでは PQ 間隔が延長し，Wolff-Parkinson-White（WPW）症候群では PQ 間隔が短縮する.

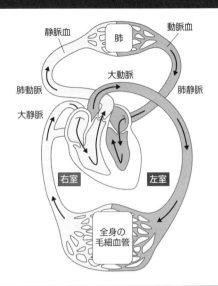

肺循環（小循環）	右心室（静脈血）→肺動脈→肺（CO₂ を捨て O₂ を受けとり動脈血となる）→肺静脈→左心房
体循環（大循環）	左心室（動脈血）→大動脈→動脈→全身の毛細血管（細胞に O₂ と栄養素を渡し，CO₂ などの不要物を受けとって静脈血となる）→静脈→大静脈→右心房

図 8　肺循環と体循環

表 9　心筋の性質

全か無かの法則	刺激が閾値以下では収縮せず，刺激が閾値を超えると収縮し，その刺激がいかに強くても一定の収縮しか示さない
不応期	心筋が興奮している間，刺激を加えても収縮しない時期をいう
スターリングの心臓の法則	静脈還流量の増加により心筋が伸展されると，より強い張力を生じ 1 回拍出量が増加する

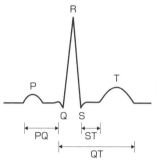

心電図波形	意　義
P 波	心房の興奮(脱分極)
QRS 波	心室の興奮
T 波	心室の再分極
PQ(PR)間隔	房室間興奮伝導時間

図 9　心電図の波形

【心周期と心音（または正常心音）】

□心筋は，周期的に収縮と弛緩を繰り返す．

□心周期の模式図を**図 10** に，正常心音を**表 10** に示す．

3. 血　管

□血管は機能により，大動脈などの弾性血管系，細動脈の抵抗血管系，毛細血管の交換血管系，静脈の容量血管系に分けられる．

□血圧は大動脈が最も高く，末梢に行くほど低下していき，大静脈ではほぼゼロである（大動脈＞動脈＞細動脈＞毛細血管＞細静脈＞静脈＞大静脈）．

4. リンパ系

□毛細血管を出た組織液の一部がリンパ管に入り静脈へと還流する．

□ヒトにおけるリンパの流量は，1 日約 2～4 L である．

□リンパの輸送機構として，受動的リンパ輸送機構と能動的リンパ輸送機構がある．

□受動的リンパ輸送機構とは，筋運動や呼吸運動などによる外的圧迫によってリンパが流れる機構を意味する．

□能動的リンパ輸送機構とは，リンパ管自体の収縮によってリンパが流れる機構を意味する．

第 5 章　生理学

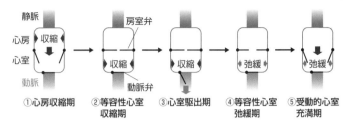

①心房収縮期	・心房の脱分極（P波）により，心筋の収縮が開始される
②等容性心室収縮期	・心室の脱分極（QRS波）→心室筋収縮→心室圧＞心房圧となり房室弁閉鎖（Ⅰ音） ・すべての弁が閉鎖し，心室内の容量が変わることなく心室内圧が急激に上昇する
③心室駆出期	・心室圧＞動脈圧となり，動脈弁開放→心室内血液の駆出
④等容性心室弛緩期	・心室圧＜動脈圧となり，動脈弁閉鎖（Ⅱ音） ・心室圧＞心房圧であるため，房室弁は閉鎖したまま心室が弛緩
⑤受動的心室充満期	・心室圧＜心房圧となり，房室弁開放→心房から心室に血液が流入

図10　心周期

表10　正常心音

正常心音	Ⅰ音	房室弁の閉鎖時に聞かれる
	Ⅱ音	動脈弁の閉鎖時に聞かれる

5. 血　圧

□血圧は，血液が血管壁に与える圧であり，「血圧＝心拍出量×末梢血管抵抗」で表される．

□安静時心拍出量は，約5L/分であり，運動時には5倍程度に増加する．

□血圧に関して**表11**にまとめる．

表11　血圧のまとめ

最高血圧	心臓が収縮している時の血圧（収縮期血圧）
最低血圧	心臓が拡張期している時の血圧（拡張期血圧）
脈　圧	最高血圧と最低血圧の差
平均血圧	拡張期血圧に脈圧の 1/3 を加えたもの

□血圧の測定法には，直接法と間接法がある．

□直接法は，カテーテルを血管内に留置し，動脈内圧を直接測定する方法である．

□間接法は通常，上腕動脈の圧を上腕に巻いたマンシェット（圧迫帯）の圧を測定することにより間接的に測る方法である．

□間接法には，聴診法と触診法があるが，触診法では最高血圧のみ測定可能である．

□聴診法では，マンシェットに空気を入れて上腕部を圧迫し，肘窩部に聴診器をあて血管音（コロトコフ音）を聴取する．

□聴診法では，マンシェットの圧を徐々に下げ，コロトコフ音が聞こえる瞬間の圧が収縮期血圧であり，さらに空気を抜きコロトコフ音が聞こえなくなる瞬間の圧が拡張期血圧である．

6. 循環の調節　■■■■■

□循環の調節は，調節機構から神経性調節，液性調節，局所調節に分けられる．

□神経性の循環調節は，自律神経（交感神経と副交感神経）による調節である．

□交感神経の興奮によって，心拍数の上昇，心収縮力の増加，血管の収縮が起こり，血圧が上昇する．

□副交感神経系の興奮によって，心拍数の減少，心収縮力の低下が起こり，血圧が低下する．

□循環調節に関わる心臓反射を表12に示す．

表12　心臓反射

頸動脈洞・大動脈弓反射	血圧上昇→頸動脈洞や大動脈弓にある圧受容器が興奮→求心性神経を介して延髄の心臓中枢を刺激→迷走神経を介して心拍数が低下
ベーンブリッジ反射	静脈還流量の増加→右心房壁の伸展受容器（低圧受容器）が興奮→迷走神経を介して心臓中枢を刺激→交感神経を介して心拍数が増加
頸動脈小体・大動脈小体反射	血中O_2の低下およびCO_2の上昇→頸動脈小体や大動脈小体の化学受容器が興奮→求心性神経を介して心臓中枢を刺激→交感神経を介して心拍数が増加

□ 液性の循環調節は，ホルモンなどの液性因子による調節である．
□ 循環調節に関わるホルモンを**表13**に示す．

表13　循環調節に関与するホルモン

血圧を上昇させるホルモン	血圧を低下させるホルモン
アンジオテンシンII，アルドステロン，バソプレシン，アドレナリン，ノルアドレナリン	心房ナトリウム利尿ペプチド（ANP）

□ 循環の局所調節は，平滑筋や心筋自体に備わった調節機構を指す．
□ 循環の局所調節の例として，「組織や臓器の活動に伴った代謝産物などによる血管拡張」「スターリングの心臓の法則」などがあげられる．
□ 循環の調節は，作用発現までの時間により短期的調節や長期的調節などに分けられる．
□ 短期的調節として，動脈圧受容器や化学受容器による反射性調節があげられる．
□ 長期的調節として，血圧の変化に合わせて尿量を調節する腎臓－体液性調節があげられる．

D. 呼吸の生理

1. 呼 吸 　■■■■■

□呼吸は，生体の物質代謝に必要な酸素を取り込み，物質代謝の結果で生じた炭酸ガスを排出する働きである．
□呼吸には，外呼吸と内呼吸がある．
□外呼吸は，外界から酸素（O_2）を血液中に取り入れ，二酸化炭素（CO_2）を放出するもので，肺呼吸とも呼ばれる．
□内呼吸は，血液中の酸素を組織に与え，組織から放出された二酸化炭素を血液中に取り込むもので，細胞呼吸とも呼ばれる．

2. 換 気 　■■■■■

□肺への空気の出し入れが換気であり，換気は息を吸う吸息と息を吐く呼息とに分けられる．
□呼吸運動は，肋間筋や横隔膜などの運動により胸腔内圧を変化させて行う．なお，肺自身には自ら運動する機能がない．

【呼吸運動】
□安静時呼吸に関して表14に示す．

表14　安静時呼吸

吸　息	外肋間筋や横隔膜が収縮→胸腔の拡大→胸腔内圧の低下→肺胞内圧の低下→吸息
呼　息	外肋間筋や横隔膜が弛緩→胸腔の縮小→胸腔内圧の上昇→肺胞内圧の上昇→呼息

□努力性呼吸に関して表15に示す．

表15　努力性呼吸

吸　息	主呼吸筋に加え，斜角筋，胸鎖乳突筋，鎖骨下筋，大胸筋などの補助呼吸筋が働く
呼　息	内肋間筋や腹壁筋などの補助呼吸筋が働く

□肺コンプライアンスとは，肺と胸郭の膨らみやすさのことである．
□肺サーファクタント（表面活性剤）は，肺胞上皮細胞から分泌され，肺胞がしぼむのを防ぐ．

第5章 生理学

147

□腹式呼吸と胸式呼吸に関して**表 16** に示す.

表 16　腹式呼吸と胸式呼吸

腹式呼吸	横隔膜によって胸郭を上下に動かし，胸腔の体積を増減させる
胸式呼吸	横隔膜に肋間筋が加わり，胸郭を上下および左右に動かし，胸腔体積を増減させる

【肺気量】

□肺気量に関して**表 17** に示す.

表 17　肺気量

1 回換気量	安静時呼吸において，1 回の吸入で入ってきた空気量（約 450 mL）
予備吸気量	安静吸気位からさらに吸うことができる空気量
予備呼気量	安静呼気位からさらに吐くことができる空気量
機能的残気量	安静呼気後，肺内に残る空気量
残気量	最大呼気後，肺内に残る空気量
肺活量	最大吸気位から吐き出せる最大の空気量

□肺気量を表したグラフを肺気量分画（スパイログラム）といい，呼吸機能の測定に用いられる（**図 11**）.

□最大吸気位から「できるだけはやく」吐き出せる最大の空気量を努力肺活量という.

□努力呼出した際に，最初の 1 秒間で吐き出した空気量を 1 秒量という.

□1 秒量の努力肺活量に対する割合を 1 秒率という.

□性別・年齢・身長から予測される予測肺活量に対する実測肺活量の割合を％肺活量という.

□1 秒率 70％未満が閉塞性換気障害，％肺活量 80％未満が拘束性換気障害，1 秒率および％肺活量ともに低い場合が混合型となる（**図 12**）.

□1 回の換気において，実際に肺胞へ到達する空気量を肺胞換気量という.

□1 回換気量のうち，ガス交換に関与しない空気量を死腔量といい，約 150 mL である.

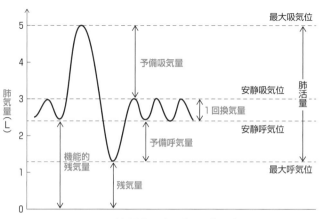

図 11　肺気量分画（スパイログラム）

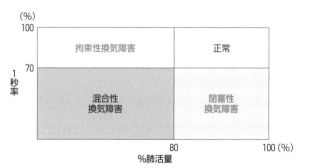

図 12　換気障害の分類（1 秒率と%肺活量）

3. ガス交換と運搬 ■■■■■

【ガス交換】

□血液・肺胞・細胞とのガス交換は，分圧差による拡散現象によって起こる（図 13）.

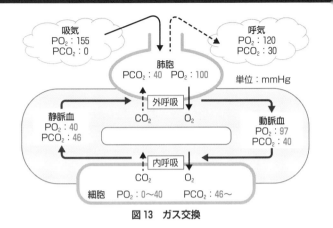

図13 ガス交換

□ 肺胞内の O_2（PO_2：100 mmHg）は，より分圧の低い静脈血中（PO_2：40 mmHg）へ拡散により移動する.

□ 静脈血中の CO_2（PCO_2：46 mmHg）は，より分圧の低い肺胞（PCO_2：40 mmHg）へ拡散により移動する.

【酸素の運搬】

□ O_2 は，主に赤血球中のヘモグロビン（Hb）に結合して運搬される.

□ 酸素とヘモグロビンの結合度を酸素飽和度といい，酸素分圧との関係性を示す曲線を酸素解離曲線という（図14）.

□ 酸素分圧が高いほどヘモグロビンの酸素飽和度は上昇し，酸素分圧が低いほど低下する.

□ 酸素解離曲線は，pH の低下，CO_2 分圧の上昇，体温の上昇，2,3-ジホスホグリセリン酸（2,3-DPG）の増加の条件で右方移動する. なお，2,3-DPG は解糖系の中間産物であり，ヘモグロビンに結合することにより，ヘモグロビンの O_2 結合度を低下させる.

□ 右方移動すると，同じ酸素分圧であってもヘモグロビンの酸素結合力（酸素飽和度）が低下し，より酸素が解離しやすくなることを意味する.

【二酸化炭素の運搬】

□ 二酸化炭素の大部分（67%）は重炭酸イオンの形で，一部（25%）は

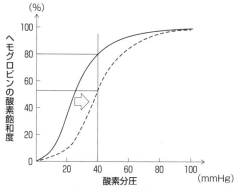

図 14 酸素解離曲線

カルバミノ化合物の形で，ごく一部（8%）は直接溶解して血液中を運搬される.

□蛋白質のアミノ基と二酸化炭素が反応してできる化合物をカルバミノ化合物という.

4. 呼吸調節

【呼吸中枢】

□呼吸中枢は，延髄に存在し，化学受容器や大脳皮質，橋からの調節を受ける.

□狭義の呼吸中枢は，延髄にあり，呼吸の周期性形成に関与する.

□広義の呼吸中枢に橋は含まれ，呼吸調節の中枢として働く.

【呼吸調節】

□血液中の O_2 分圧が低下すると，頸動脈小体や大動脈小体などの末梢化学受容体が興奮し，呼吸中枢を刺激して呼吸を促進する.

□血液中の CO_2 分圧が上昇すると，延髄の中枢性化学受容器が興奮し，呼吸中枢を刺激して呼吸を促進する.

□吸息に伴い肺が伸展すると肺の伸展受容器が興奮し，迷走神経を介して呼吸中枢を刺激することで，吸息から呼息への切り換えを促進する（ヘーリング・ブロイエル反射）.

E. 消化と吸収の生理

1. 消化器の働き ■ ■ ■ ■ ■

- □ 消化とは，摂取した食物中の栄養素が吸収されるように，消化管中を進行する間に低分子物質にまで分解することである.
- □ 消化には，口腔内運動や消化管運動による物理的消化と，消化酵素による化学的消化がある.
- □ 一般の内臓と同様に消化管は，自律神経系（外来神経系）の支配も受けるが，消化管には内在神経系と呼ばれる特殊な神経支配も存在する.
- □ 消化管壁の内在神経系には，縦走筋と輪状筋間に存在するアウエルバッハ神経叢および粘膜下に存在するマイスナー神経叢がある.

2. 消化管の運動 ■ ■ ■ ■ ■

- □ 消化管の運動は，消化管の内側にある輪走筋と外側にある縦走筋により行われる.
- □ 消化管運動には，食物の移動を推進する蠕動運動と，消化液との混和を促進する分節運動や振子運動がある.
- □ 蠕動運動は，輪走筋と縦走筋が協調して働き，収縮が口側より肛門側に伝わる運動で，内容物の輸送に関わる（図15a）.
- □ 分節運動は，輪走筋が間隔をおいて収縮と弛緩を繰り返し，腸管がいくつかの分節に分けられる運動で，内容物の混和に関与する（図15b）.
- □ 振子運動は，縦走筋が周期的に収縮と弛緩を繰り返す運動で内容物の混和に関わる（図15c）.

　　　　　　　　　　　　　　輪走筋の収縮

縦走筋の収縮　　　　　　　　　　　　　　　　　縦走筋の収縮

a. 蠕動運動　　　　　b. 分節運動　　　　　c. 振子運動

図15　蠕動運動・分節運動・振子運動

- □ 大腸では，胃-大腸反射により総蠕動（大蠕動）が起こり，食物が一気に直腸に押し込まれて便意が生じる.

3. 消　化

【口腔における消化】

□食物を歯で機械的に噛み砕くことを咀嚼（そしゃく）という.

□唾液中の消化酵素である唾液アミラーゼによってデンプン（多糖）は，麦芽糖（二糖類）へ分解される.

□唾液は，味覚や機械的刺激により反射的に分泌が調節される.

□唾液分泌中枢は，高次中枢の支配も受けるため，食物の想像などでも唾液の分泌が生じる.

□分泌刺激は，副交感神経と交感神経を介して起こる.

□嚥下の過程を表18に示す.

表18　嚥下の過程

第1相	・口腔から咽頭までの相で，随意運動である
第2相	・咽頭から食道入口までの相で，不随意運動である ・喉頭蓋が後方に倒れ，気道へ蓋をする．なお，気道が閉鎖するため，一時的に発声や呼吸が止まる
第3相	・食道入口から胃までの相で，不随意運動である ・食道の蠕動運動により，食塊が食道を移動する

【胃における消化】

□胃液を分泌する胃腺には，噴門腺，胃底腺，幽門腺がある.

□噴門腺と幽門腺は，主に副細胞（粘液細胞）から構成され，ムチンを多く含む粘液を分泌して粘膜を保護する.

□胃底腺の構成細胞と作用を表19に示す.

表19　胃底腺の構成細胞と作用

構成細胞	分泌物	作　用
副細胞	粘液	粘膜の保護作用
主細胞	ペプシノーゲン	胃酸により活性化されてペプシンとなり，蛋白質を分解
壁細胞	塩酸（胃酸）	ペプシノーゲンの活性化，殺菌，蛋白変性作用
	内因子	ビタミン B_{12} の吸収作用

153

□胃液分泌の調節機構を**表 20** に示す.

表 20　胃液分泌の調節機構

①脳相	視覚・嗅覚・聴覚・味覚刺激→迷走神経を介して胃液分泌を促進
②胃相	食物の流入による胃の伸展→ガストリン分泌の促進→大量の胃液分泌
③腸相	食物が十二指腸に流入→セクレチンやグルコース依存性インスリン分泌刺激ポリペプチド（GIP）の分泌→主に胃液分泌の抑制

【小腸における消化】
□小腸では，最終的な消化と吸収が行われる.
□小腸では，胃からの粥状の内容物に膵液や胆汁が加わり消化が進行する.
□小腸にある微絨毛の表面には，オリゴ糖分解酵素やペプチド分解酵素が存在し，最終的な化学的消化が行われる.

【消化管ホルモン】
□消化管ホルモンとその作用を**表 21** に示す.

表 21　消化管ホルモンと作用

ホルモン	分泌部位	作　用
ガストリン	幽門前庭部の G 細胞（ガストリン細胞）	壁細胞に作用し，胃酸の分泌を促進する
セクレチン	十二指腸，小腸上部	胃酸の分泌を抑制し，重曹水に富む膵液の分泌を促進する
コレシストキニン	十二指腸，小腸上部	消化酵素に富む膵液の分泌を促進し，胆嚢を収縮および胆汁の分泌を促進する

【消化酵素】
□消化酵素に関して**表 22** に示す.

表22 消化酵素

消化酵素の局在	糖 質	蛋白質	脂 質
膵 液	膵アミラーゼ, マルターゼ	トリプシンなど	膵リパーゼ
小腸壁	マルターゼ, スクラーゼ, ラクターゼ	アミノペプチダーゼ	腸リパーゼ

4. 吸 収 ▪▪▪▪▪

□ グルコースやアミノ酸は, 小腸粘膜より Na$^+$と共輸送され, 脂質は胆汁酸によるミセルを形成し (乳化作用), 吸収される (図16).

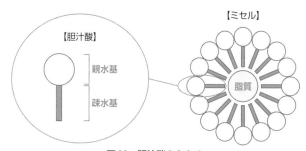

【胆汁酸】
親水基
疎水基

【ミセル】
脂質

図16 胆汁酸とミセル

5. 肝臓と胆道 ▪▪▪▪▪

【肝 臓】
□ 肝臓の働きを表23 に示す.

表23 肝臓の働き

糖質代謝	グリコーゲンの合成・貯蔵
蛋白質代謝	血液凝固因子やアルブミンなどの合成
脂質代謝	胆汁やコレステロールの合成
その他	解毒作用

【胆　汁】

□胆汁は，肝臓でつくられ，胆嚢に貯留される.

□消化酵素は含まれないが，脂肪の消化と吸収を助ける.

□胆汁中に含まれる胆汁酸は，コレステロールから生成される.

□胆汁色素の大部分はビリルビンであり，溶血により赤血球から放出されたヘモグロビンから生成される.

【ビリルビン代謝】

□ビリルビン代謝に関して p137 の**図 5** に示す.

F.　栄養と代謝の生理

1.　生体に必要な栄養素 ■■■■■

□栄養素には，糖質，蛋白質，脂質，無機物（ミネラル），ビタミンなどがある.

□エネルギー源となる糖質，蛋白質，脂質を三大栄養素という.

□無機質やビタミンは，微量ではあるが生理作用を円滑に行うために必須な栄養素である.

【糖　質】

□糖質は炭水化物の一種で，体内で代謝されて二酸化炭素と水に分解され，エネルギー源となる.

□糖質は，単糖類，二糖類，多糖類に大別される. なお，糖の分類を**表 24** に示す.

表 24　糖質の分類

単糖類	グルコース，フルクトース，ガラクトース
二糖類	マルトース，スクロース，ラクトース
多糖類	でんぷん

□エネルギー源として最も重要な単糖類はグルコースであり，多糖類であるグリコーゲンは肝臓や筋肉に貯蔵される.

□グリコーゲンは，分解されてグルコースとなり，血糖維持やエネルギー源として利用される.

□食事により摂取する主な糖質は，でんぷんである.

□でんぷんはグルコースが多数結合したもので，直鎖状のアミロースと枝分かれするアミロペクチンがある．

【蛋白質】
□蛋白質はアミノ酸から構成され，酵素やホルモン，抗体など生体成分の主成分となる．
□蛋白質を構成するアミノ酸は 20 種あり，食事からの摂取が不可欠な必須アミノ酸と体内合成が可能な非必須アミノ酸に分けられる（表25）．

表25 必須アミノ酸と非必須アミノ酸

必須アミノ酸	トリプトファン，リシン，メチオニン，フェニルアラニン，トレオニン，バリン，ロイシン，イソロイシン
非必須アミノ酸	アルギニン，グリシン，アラニン，セリン，チロシン，システイン，アスパラギン，グルタミン，プロリン，アスパラギン酸，グルタミン酸

【脂　質】
□生体内で重要な脂質には，中性脂肪であるトリグリセリド，ステロイドホルモンなどの原料となるコレステロール，細胞膜の主成分であるリン脂質などがある．
□中性脂肪（トリグリセリド）は，リパーゼの作用により脂肪酸とグリセロールに分解される．
□グリセロールは，肝臓などで糖新生によりグルコースとなる．
□脂肪酸は，β 酸化によりアセチル CoA となり，TCA 回路（トリカルボン酸回路）に入ってエネルギーとして利用される．

【無機物（ミネラル）】
□無機物とは，体内に存在する有機物に含まれる炭素，水素，窒素，酸素以外の元素である．
□無機物には，体内に比較的多く存在するカルシウム，リン，ナトリウムなどの多量ミネラルと，鉄や亜鉛などの微量ミネラルがある．

【ビタミン】
□ビタミンは，微量ではあるが生理作用を円滑に行うために必須な有機化合物である．

□ビタミンは，生体内で合成できないものもあるため，**食物**から摂取する必要がある．

□ビタミンは，脂溶性ビタミンと水溶性ビタミンに分けられ，その特徴を**表 26** に示す．

表 26　脂溶性ビタミンと水溶性ビタミン

脂溶性ビタミン	ビタミン A，D，E，K	体内に蓄積し過剰症を起こす
水溶性ビタミン	ビタミン B 群，ビタミン C	多くは，酵素の働きを助ける補酵素

□各ビタミンの特徴を**表 27** に示す．

表 27　各ビタミンの特徴

	ビタミン名 （化学名）	特徴・機能	欠乏症
脂溶性	ビタミン A （レチノール）	・カロテンから体内で合成され，肝臓に貯蔵される ・レチナールに酸化されてロドプシン（視紅）の成分となる ・上皮細胞の維持を補助する	夜盲症，眼球・皮膚の乾燥・角化
	ビタミン D （カルシフェロール）	・皮膚で紫外線の作用により生合成され，肝臓と腎臓で活性化される ・小腸における Ca^{2+} と P^- の吸収を促進する	骨軟化症，くる病（小児）
	ビタミン E （トコフェロール）	・生体膜中でリン脂質の酸化を抑制し，脂質過酸化による生体膜障害を防ぐ（抗酸化作用）	まれに溶血性貧血（脂肪吸収障害がある場合）
	ビタミン K 〔フィロキノン（K_1），メナキノン（K_2）〕	・肝臓において，プロトロンビンやその他の血液凝固因子を活性化し，血液凝固を促進する ・骨形成の促進を作用する	血液凝固障害（特に新生児），新生児メレナ，頭蓋内出血
水溶性	ビタミン B_1 （チアミン）	・糖代謝系の補酵素である ・神経機能を維持する	脚気，ウェルニッケ脳症
	ビタミン B_2 （リボフラビン）	・酸化還元反応の重要な補酵素である	舌炎，口唇炎，脂漏性皮膚炎，口角炎，角膜炎

表27 つづき

ビタミン名 （化学名）	特徴・機能	欠乏症
ビタミンB₆ （ピリドキシン）	・アミノ酸代謝の補酵素である	腸内細菌により供給されるため欠乏症はまれ
ビタミンB₁₂ （コバラミン）	・胃の内因子（糖蛋白）と結合し，回腸より吸収される ・核酸（DNA，RNA）合成反応の補酵素である	巨赤芽球性貧血，悪性貧血
葉酸	・核酸（DNA，RNA）合成反応の補酵素である	巨赤芽球性貧血
ナイアシン （ニコチン酸）	・酸化還元酵素の補酵素（NAD，NADP）として，エネルギー代謝に関与する	ペラグラ
ビタミンC （アスコルビン酸）	・抗酸化作用，コラーゲンの生成，生体異物の代謝，アミノ酸・ホルモンの代謝，胆汁の生成などに関与する	壊血病

（水溶性）

第5章 生理学

2. エネルギー代謝の基礎

【代謝の概念】

□体内で物質を合成・分解する過程を代謝という．

□代謝を主に物質の化学変化として捉えたものが物質代謝であり，主にエネルギーの変換として捉えたものがエネルギー代謝である．

□物質代謝は，同化と異化の2つの過程に分けられる．

□エネルギーを使い，低分子化合物から高分子化合物を合成する過程が同化である．

□高分子化合物である栄養素を，最終的にO_2，CO_2，水などの低分子化合物に分解してエネルギーを得る過程が異化である．

【アデノシン三リン（ATP）の構造と働き】

□ATPは，高エネルギーリン酸結合をもつ低分子物質であり，代謝で得られたエネルギーはATPに蓄えられる．

□ATPは，アデノシンに3つのリン酸が結合した構造である（図17）.

159

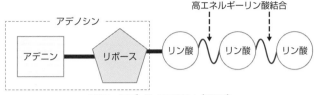

高エネルギーリン酸結合

図17　アデノシン三リン（ATP）

□ATP からリン酸が１つ離れ，アデノシン二リン酸（ADP）に分解される際にエネルギーが放出されるが，ヒトを含めた生物はこのエネルギーを利用してさまざまな生命活動を行っている．

□ATP は糖質などを酸化し，水と二酸化炭素に分解する際に ADP とリン酸より合成される．

【代謝経路】

□三大栄養素（糖質，脂質，蛋白質）を代謝し，ATP を合成することによって生命活動に必要なエネルギーが得られる．

□代謝経路には，解糖系，クエン酸回路，電子伝達系があり，その特徴を図 18 に示す．

□脂肪酸は，β酸化によりアセチル CoA となり，TCA 回路（トリカルボン酸回路）に入ってエネルギーとして利用される．

□グルコースが不足の時，蛋白質の分解で生じたアミノ酸や中性脂肪の分解で生じたグリセロールなどの糖質ではない物質からグルコースを生成する過程を糖新生という．

□アミノ酸の分解により生じたアンモニアは，肝臓の尿素回路で代謝され尿素となり，尿中に排泄される．

□筋細胞内のクレアチンリン酸（CP）が，リン酸基を ADP に移して ATP とクレアチンを合成する反応をローマン反応という（図 19）．合成された ATP は，筋収縮のエネルギーとして使われて ADP となる．

3.　食物と栄養　■■■■■

【エネルギー代謝の測定】

□食品のカロリー計算に用いられるエネルギー換算係数をアトウォーター係数といい，糖質 4 kcal/g，蛋白質 4 kcal/g，脂質 9 kcal/g である．

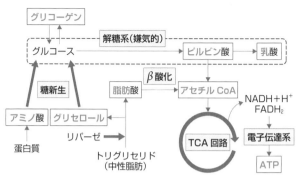

解糖系	・グルコースが細胞質に存在する嫌気的酵素(無酸素条件で働く酵素)によりピルビン酸を経て乳酸になる過程をいう ・エムデン・マイヤーホフの経路ともいう ・好気的(有酸素)条件下，ピルビン酸はミトコンドリアでアセチルCoAとなり，クエン酸回路(TCA回路，クレブス回路)に入る
クエン酸回路	・アセチルCoAを出発点とし，GTP，NADH+H$^+$，FADH$_2$を生成する過程をいう ・クエン酸回路は，TCA回路，クレブス回路とも呼ばれる
電子伝達系	・クエン酸回路で生成したNADH+H$^+$やFADH$_2$を使い，ATPを生成する過程をいう ・ミトコンドリア内膜の酵素により，酸素を使って大量のATPやH$_2$Oが産生される ・高エネルギー化合物であるATPがADPに加水分解される時にエネルギーを発生する

図18 代謝経路

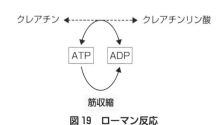

図19 ローマン反応

□三大栄養素の代謝により生体内で産生されたエネルギー量の算出には，消費した O_2 量，排出した CO_2 量および尿中の窒素量が用いられる．

□生体内で栄養素が分解される際に，消費する O_2 の量に対する排出した CO_2 の量の比（CO_2/O_2）を呼吸商（RQ）といい，糖質は 1.0，蛋白質は 0.8，脂質は 0.7 である．

【基礎代謝量】

□生きていくうえで必要最低限のエネルギー量を基礎代謝量という．

□基礎代謝は，背臥位の安静状態，摂食後 12〜14 時間，室温 20〜25℃，覚醒時に測定される．

□一般成人における基礎代謝量は，男性約 1,500 kcal/ 日，女性約 1,200 kcal/ 日である．

□基礎代謝量は，体表面積が大きいほど大きくなる．

□基礎代謝量の増加要因を表 28 に示す．

表 28　基礎代謝量の増加要因

・性別：男性＞女性	・交感神経興奮
・季節：冬＞夏	・甲状腺ホルモン
・発熱，妊娠，筋運動	

□睡眠時の代謝量は，基礎代謝量の約 90％に低下する．

□体重あたりの基礎代謝量の代表値を基礎代謝基準値といい，年齢とともに低くなる．

【特異動的作用】

□摂食後，一過性にエネルギー代謝が亢進し，産熱することを特異動的作用といい，蛋白質では摂取エネルギーの約 30％，糖質では約 6％，脂質では約 4％が消費される．

G. 体温とその調節の生理

1. 体 温 ■■■■■

□環境温度に影響を受ける体表（殻；shell）の温度を外殻温度という（図20）.

□環境温度に影響を受けない体内（芯；core）の温度を核心温度という（図20）. なお通常, 核心温度を測定し体温とする.

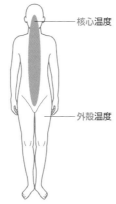

核心温度

外殻温度

図20 外殻温度と核心温度

□体温の計測は, 主に体温計を用い, 口腔温, 腋窩温, 直腸温などを計測する

□体温は, 腋窩温, 口腔温, 直腸温の順に高い.

□最も核心温度を反映するのは, 直腸温である.

□体温には日周期リズムがみられ, 早朝に最低となり, 午後に最高となる.

□新生児は, 体温調節中枢が未発達であるため, 環境温によって容易に体温が変動する.

□起床直後に, 安静状態で測定する最低体温を基礎体温といい, 口腔温で計測する.

□女性の体温は, 性周期によって変動し, 卵胞期に低く, 黄体期に高い.

□体温は，食事や運動，精神的興奮によって上昇する．

2. 体温の調節 ■■■■■

□熱産生は，「ふるえ熱産生」と「非ふるえ熱産生」に分けられる（**表29**）．

表29　ふるえ熱産生と非ふるえ熱産生

ふるえ熱産生	骨格筋の収縮による産熱
非ふるえ熱産生	肝臓や褐色脂肪組織における産熱

□体内の産熱量は，代謝が活発な臓器で多く，安静時で最も多いのは筋で，次が肝臓である．
□血液は，体内深部で産生された熱を体表に運び熱を放散する．
□熱放散の仕組みには，伝導，輻射，対流，蒸発の4つがある（**図21**）．

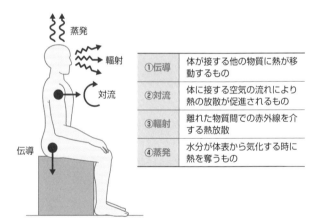

①伝導	体が接する他の物質に熱が移動するもの
②対流	体に接する空気の流れにより熱の放散が促進されるもの
③輻射	離れた物質間での赤外線を介する熱放散
④蒸発	水分が体表から気化する時に熱を奪うもの

図21　熱放散の仕組み

□蒸発には，発汗と不感蒸泄によるものがある．なお，不感蒸泄とは意識せずに生じる皮膚や気道からの水分の気化である．
□環境温が常温の場合，熱放散の割合は輻射が60%，伝導と対流が15%，蒸発が25%である．

□環境温が体温以上の場合，熱放散の割合は発汗による蒸発がほぼ
100%となる.

□輻射，伝導と対流による放熱は，環境温上昇に伴い効率が低下する.

□小汗腺（エクリン腺）は，全身に分布し体温調節に関与する.

□大汗腺（アポクリン腺）は，腋窩や外陰部などに存在し，体温調節に
関与しない.

□体温上昇による発汗を温熱性発汗といい，手掌と足底を除く全身にみ
られる.

□精神緊張時には，手掌と足底に体温調節上の意味がない発汗が生じ
る，この発汗を精神性発汗という.

□体温調節中枢は，視床下部に存在し，正常体温を設定する．これを
セットポイントという.

□感覚器が受容した体温の情報は，視床下部の体温調節中枢に伝えら
れ，セットポイントに近づくように効果器の機能を調節する（図22）.

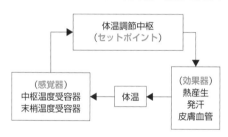

①体温の情報は，中枢や末梢の温度受容器で受容される
②この情報が体温調節中枢に伝えられ，セットポイン
トに近づくように効果器の機能を調節する
③効果器では熱産生や発汗，皮膚血管の運動を介して
体温調節を行う

図22 体温調節機構

□体温調節中枢には，放熱中枢（温中枢）と産熱中枢（冷中枢）があ
り，産熱と放熱を調整する.

□体温調節中枢の設定体温（セットポイント）が上昇し，高体温となっ
たものを発熱という.

□環境から体に入る熱や，激しい運動などで熱産生量が大きくなり熱放散が追いつかず，高体温となったものをうつ熱という．なお，設定体温（セットポイント）は上昇しない．

□発熱は，細菌などの外因性発熱物質が単球やマクロファージにインターロイキン1などの内因性発熱物質を産生させ，これが脳に作用してプロスタグランジンの産生を促進し，セットポイントを上昇させて起こる（図23）．

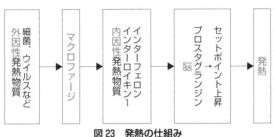

図23　発熱の仕組み

□高温環境では，発汗の増大，皮膚血管の拡張，筋緊張の低下などがみられる．

□低温環境では，ふるえや皮膚血管の収縮，立毛筋の収縮などがみられる．

H．尿と排泄の生理

1．腎臓の機能　■■■■■

□腎臓は，生体内に不要な不揮発性物質の排出に関与する．

□腎臓は，体液の恒常性維持，レニンやエリスロポエチンなどのホルモン分泌，ビタミンD活性化などに関与する．

2．尿の生成　■■■■■

【尿生成】

□尿の生成は，ネフロンで行われる．

☐腎臓1個あたり，約100万個のネフロンが存在する．

☐尿は，①糸球体濾過，②尿細管再吸収，③尿細管分泌の3つの過程により生成される（**図24**）．

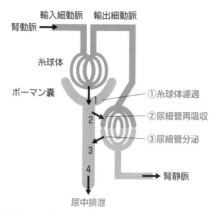

輸入細動脈　輸出細動脈

腎動脈

糸球体

ボーマン嚢

①糸球体濾過

②尿細管再吸収

③尿細管分泌

腎静脈

尿中排泄

①腎動脈から流入した血液は，輸入細動脈を通り，糸球体の毛細血管を流れる過程で濾過される

②糸球体の毛細血管は収束して輸出細動脈となり，尿細管の傍で再び毛細血管網を形成する

③濾過された原尿が尿細管を通過する過程で再吸収や分泌を受け，尿細管に残ったものが尿中に排泄される

図24　尿の生成

☐腎臓にあるすべての糸球体で，1日約150～180Lの血漿が濾過され，原尿が生成される．

☐尿細管では，原尿の大部分が再吸収され，生体内に不要な物質が尿細管に分泌される．

【糸球体濾過】

☐血液中のある物質Xの尿中排泄量は，「Xの尿中排泄量＝Xの糸球体濾過量－Xの尿細管再吸収量＋Xの尿細管分泌量」の式で求められる．

☐原尿の99%以上が尿細管や集合管で再吸収され，尿として排泄されるのは約1%になるため，1日の尿量は約1.5Lとなる．

第5章　生理学

□糸球体では，蛋白や細胞など分子量の大きな物質は濾過されない.

□糸球体では，圧力差による限外濾過が行われ，糸球体濾過量は糸球体濾過圧が大きいほど多くなる.

□糸球体濾過圧は，「糸球体濾過圧＝糸球体の血圧－糸球体の血漿膠質浸透圧－ボーマン嚢内圧」の式で表される（**図25**）.

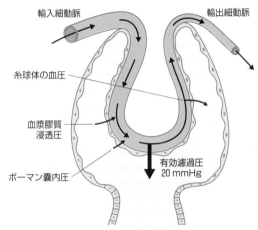

図25　糸球体濾過圧

□糸球体の血圧は濾過を促進する向きに作用し，血漿膠質浸透圧とボーマン嚢内圧は，これに逆らう向きに作用する.

□糸球体の血圧から血漿膠質浸透圧とボーマン嚢内圧を差し引いたものが有効濾過圧となる.

□腎臓のすべての糸球体により，1分間に濾過される血漿量を糸球体濾過量（GFR）という.

□糸球体濾過量は，約125 mL/分である.

□糸球体濾過量は，腎機能の評価に利用される.

□血漿中のある物質を1分間に腎から尿中に排泄した時，その物質が除去された血漿量（mL/分）をクリアランスという.

□クリアランスは,「ある物質の血漿中濃度×ある物質の尿中濃度」÷「1 分間の尿量」より算出できる.

□糸球体濾過量を求めるために, イヌリンやクレアチニンのクリアランスが用いられる.

□ユリ科の植物に含まれる多糖類であるイヌリンは, 糸球体濾過のみで排出され, 尿細管再吸収・分泌がないため, イヌリンの尿中排泄量はイヌリンの糸球体濾過量と等しくなる.

□イヌリンのクリアランス測定は煩雑であるため, クレアチニンのクリアランス値が用いられる場合が多い.

□クレアチニンは, 糸球体で濾過されるが, 尿細管再吸収がなく, 分泌もほとんど受けないため, クレアチニンのクリアランスは糸球体の濾過能力を表す指標として用いられる.

□クレアチニンは, 筋肉中のクレアチンの代謝物である.

□単位時間あたりの腎臓を流れる血漿量を腎血漿流量(RPF)という. 腎血漿流量(RPF)は, パラアミノ馬尿酸のクリアランスから求められる.

【尿細管再吸収】

□原尿には, 生体に必要な水, ブドウ糖, アミノ酸, 電解質などが含まれている.

□原尿中の必要な成分は, 尿細管において再吸収される.

□アミノ酸やグルコースは, 近位尿細管でほぼ 100%が再吸収される.

□水や Na^+, K^+, HCO_3^- などの電解質は, 近位尿細管で濾液中の70~80%が再吸収される.

□近位尿細管における Na^+ 再吸収は, 能動的に行われる.

□近位尿細管における水の再吸収は, 浸透圧勾配に従って受動的に行われる.

□ヘンレループの下行脚では, 主に水が再吸収され, 尿細管内液の浸透圧が上昇する.

□ヘンレループの上行脚は, 主に Na^+, Cl^- が再吸収され, 尿細管内液の浸透圧は低下する.

【尿細管分泌】

□蛋白質の代謝終末産物である, 血中の尿素・尿酸・クレアチニンといった老廃物や H^+, K^+ は, 血中から尿細管を介して尿中に分泌される.

【尿の成分】
- □ 1日の尿量は 1.5 L であり，摂取水分量や発汗量などにより大きく変動する．
- □ 尿比重の基準値は 1.012～1.025 とされるが，条件により変動し，多尿時は下がり，乏尿時は上がる．
- □ 尿 pH は平均 6 程度であるが，食物などの摂取によって 5～7 の間を変動する．
- □ 尿の成分として，水，イオン（Na^+，K^+，Cl^- など），尿素，尿酸，クレアチニン，アンモニア，馬尿酸などが含まれる．

【ホルモンによる調節】
- □ アルドステロンは，遠位尿細管および集合管で Na^+ の再吸収および K^+ の分泌を促進する．
- □ 血漿浸透圧が上昇すると，下垂体後葉からバソプレッシン（ADH）が分泌され，抗利尿作用を示す．
- □ バソプレッシンは，主に集合管に作用し，水の再吸収を促進して尿の浸透圧を上昇させる．
- □ 尿崩症では，バソプレッシンの作用低下により尿量が増加し，尿浸透圧が低下する．
- □ 水分の過剰摂取では，血漿浸透圧が低下してバソプレッシン分泌が抑制され，尿量は増加し，尿浸透圧は低下する．

3. 排　尿　　■■■■■

- □ 膀胱の排尿筋は，平滑筋からなり膀胱平滑筋や膀胱排尿筋と呼ばれる．
- □ 内尿道括約筋は，膀胱括約筋とも呼ばれ，平滑筋よりなる．
- □ 外尿道括約筋は，尿道括約筋とも呼ばれ，横紋筋よりなる．
- □ 外尿道括約筋は，随意筋であり，体性神経である陰部神経の興奮によって収縮する．
- □ 末梢の排尿中枢は仙髄に，中枢の排尿中枢は橋に存在する．
- □ ある程度尿が貯留すると，交感神経の反射的活動により，膀胱排尿筋の弛緩と内尿道括約筋の収縮によって蓄尿が進む．
- □ さらに尿の流入が進むと，副交感神経反射により，周期的な膀胱排尿筋の収縮と内尿道括約筋の弛緩によって排尿が起こる．
- □ 膀胱の排尿と蓄尿に関する神経と筋の働きを図26 に示す．

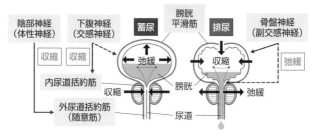

	蓄尿時	排尿時
神経支配	下腹神経(交感神経)興奮	骨盤神経(副交感神経)興奮
膀胱平滑筋	弛　緩	収　縮
内尿道括約筋	収　縮	弛　緩

①交感神経である下腹神経が興奮すると，膀胱平滑筋が弛緩し，内尿道括約筋が収縮するため，蓄尿が促進される

②副交感神経である骨盤神経が興奮すると，膀胱平滑筋が収縮し，内尿道括約筋が弛緩するため，排尿が促進される

③体性神経である陰部神経が興奮すると外尿道括約筋が収縮するが，これは随意筋であるため，意識的に排尿を停止することができる

図26　排尿と蓄尿

I. 内分泌の生理

1. 内分泌とホルモン

□内分泌とは，分泌物を内分泌腺から血液などに放出することをいい，この分泌物をホルモンと呼ぶ．

□ホルモンは，体内の特定の細胞で生成された物質で，血液中に放出され，標的器官に運ばれてその機能を促進または抑制する．

□ホルモンには，水溶性と脂溶性があり，水溶性ホルモンは細胞膜上にある受容体に結合し，脂溶性ホルモンは細胞内にある受容体に結合して作用する．

□ホルモンは，その化学構造から3種類に分類される（**表30**）．

第5章　生理学

表 30　ホルモンの化学構造による分類

ステロイド**ホルモン**	・コレステロールから合成される ・脂溶性	・副腎皮質ホルモン, 性ホルモン
アミン**類**	・アミノ酸の脱炭酸により生成する	・甲状腺ホルモン, 副腎髄質ホルモン
ペプチド**ホルモン**	・アミノ酸が結合したものである ・水溶性	・多くのホルモン

□ホルモンの分泌部位を**図 27** に示す.

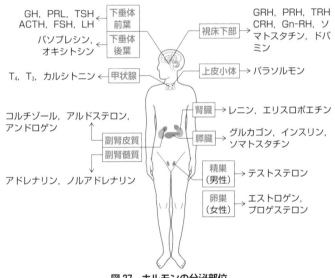

図 27　ホルモンの分泌部位

□ホルモンのフィードバック調節を**表 31** にまとめる.

172

表31　ホルモンのフィードバック調節

ホルモン血中濃度による負のフィードバック	ホルモンの血中濃度が上昇すると，そのホルモンが上位の分泌部位に働きかけ，そこからのホルモン分泌を抑制し，そのホルモンの血中濃度を一定に保つ
ホルモンの作用による負のフィードバック	ホルモンによりもたらされた作用が，そのホルモンの分泌を抑制して，体内環境を一定に保つ
正のフィードバック	あるホルモンの濃度や作用が，そのホルモンの分泌をさらに増加させるような調節機構をもつ

2. ホルモンの種類と作用 ■■■■■

【視床下部ホルモン】

□視床下部から分泌されるホルモン（視床下部ホルモン）は，下垂体前葉ホルモンの分泌を促進または抑制する．なお，以下に例を示す．
・例①：視床下部より分泌された甲状腺刺激ホルモン放出ホルモン（TRH）は，下垂体前葉からの甲状腺刺激ホルモン（TSH）の分泌を促進し，これが甲状腺に作用して甲状腺ホルモンの分泌を促進する．
・例②：視床下部から分泌されたソマトスタチンは，成長ホルモンの分泌を抑制し，ドパミンはプロラクチンの分泌を抑制する．
□視床下部から分泌される主な種類と作用を**表32**に示す．

表32　視床下部から分泌されるホルモンと主な作用

分泌部位	ホルモン名	主な作用
視床下部	成長ホルモン放出ホルモン（GRH）	成長ホルモンの分泌促進
	プロラクチン放出ホルモン（PRH）	プロラクチンの分泌促進
	甲状腺刺激ホルモン放出ホルモン（TRH）	甲状腺刺激ホルモン（TSH）の分泌促進
	副腎皮質刺激ホルモン放出ホルモン（CRH）	副腎皮質刺激ホルモン（ACTH）の分泌促進
	ゴナドトロピン放出ホルモン（GnRH, LH-RH）	ゴナドトロピン（性腺刺激ホルモン）の分泌促進
	ソマトスタチン	成長ホルモンの分泌抑制
	プロラクチン抑制因子（ドパミン）	プロラクチンの分泌抑制

【下垂体ホルモン】

□下垂体から分泌されるホルモンと主な作用を**表33**に示す.

表33 下垂体から分泌されるホルモンと主な作用

分泌部位	ホルモン名		主な作用
下垂体前葉	成長ホルモン（GH）		成長促進，血糖上昇，脂肪の分解促進
	プロラクチン（PRL）		乳腺発育，乳汁分泌促進
	甲状腺刺激ホルモン（TSH）		甲状腺ホルモンの合成・分泌促進
	副腎皮質刺激ホルモン（ACTH）		糖質コルチコイド・アンドロゲンの合成・分泌促進
	性腺刺激ホルモン	卵胞刺激ホルモン（FSH）	卵胞の発育促進
		黄体形成ホルモン（LH）	排卵誘発，黄体形成促進
下垂体後葉	抗利尿ホルモン（ADH；バソプレシン）		集合管における水の再吸収促進および利尿抑制
	オキシトシン		射乳作用，子宮筋収縮

□成長ホルモン（GH）は下垂体前葉から分泌され，身体の成長を促進するほか，血糖の上昇作用，中性脂肪の分解促進作用などをもつ.

□プロラクチン（PRL）は，下垂体前葉から分泌され，乳汁の生成や分泌を促進する.

□性腺刺激ホルモン（ゴナドトロピン）には，卵胞刺激ホルモン（FSH）と黄体形成ホルモン（LH）がある.

□下垂体後葉ホルモンには，抗利尿ホルモン（バソプレシン）やオキシトシンがあり，これらのホルモンは視床下部の神経細胞で合成され，下垂体後葉に運ばれて分泌される.

□抗利尿ホルモンは，腎の集合管で水の再吸収を促進し，利尿を抑制する.

□オキシトシンは，子宮筋を収縮して分娩を促進する.また，乳腺の筋上皮細胞に作用し，乳汁を射出する.

【甲状腺ホルモン】

□ 甲状腺はヨウ素を取り込んで甲状腺ホルモンであるサイロキシン (T₄)，トリヨードサイロニン (T₃) を合成する.

□ 甲状腺ホルモンは，基礎代謝を上昇させるほか，血糖の上昇作用，脂肪の分解作用，コレステロールの低下作用をもつ.

□ 血中の Ca^{2+} 濃度が上昇すると，甲状腺からカルシトニンが分泌され，骨からの Ca^{2+} の遊離を抑制する.

□ 甲状腺ホルモンのホルモンと主な作用を表 34 に示す.

表 34　甲状腺から分泌されるホルモンと主な作用

分泌部位	ホルモン名	主な作用
甲状腺	サイロキシン (T₄)，トリヨードサイロニン (T₃)	基礎代謝の亢進，心機能の亢進，血糖の上昇，身体成長
	カルシトニン	骨形成の促進，骨吸収抑制による血中 Ca^{2+} の低下

【副甲状腺ホルモン】

□ 血中の Ca^{2+} 濃度が低下すると，副甲状腺（上皮小体）からパラソルモン (PTH) が分泌される.

□ PTH は，骨からの Ca^{2+} の遊離を促進し，腎臓（尿細管）で Ca^{2+} の再吸収を促進することにより，血中 Ca^{2+} 濃度を上昇させる.

□ 副甲状腺から分泌されるホルモンと主な作用を表 35 に示す.

表 35　副甲状腺から分泌されるホルモンと主な作用

分泌部位	ホルモン名	主な作用
上皮小体	上皮小体（副甲状腺）ホルモン (PTH；パラソルモン)	骨吸収の促進，Ca^{2+} 再吸収の促進による血中 Ca^{2+} の上昇

【カルシウム代謝の調節】

□ 生体内のカルシウムの 99%は，骨組織に含まれる.

□ 血液中では，カルシウムは蛋白結合型あるいは遊離型として存在する.

□ カルシウムは，神経伝導，内分泌腺・外分泌腺の機能調節，血液凝固などに関与する.

□ 細胞外 Ca^{2+} 濃度の低下によって，神経伝導が抑制される.

□さらに Ca^{2+}濃度が低下によって，神経や筋の興奮性が上昇し，低カルシウム血症となりテタニーが起こる．

□テタニーの症状として，神経・筋の興奮性が上昇した結果で生じる全身の骨格筋，特に四肢と喉頭の筋肉の痙攣などがみられる．

□テタニーの例を表36に示す．

表36　テタニーの例

クボステック徴候	口元を叩いて顔面神経を刺激すると，同側の口輪筋が収縮する
トルソー徴候	上腕を血圧計のマンシェットで圧迫すると，助産師の手位が出現する

□骨代謝に関与する主なホルモンとして，パラソルモン，カルシトニン，ビタミンDなどがあげられる．

□パラソルモンの特徴を表37に示す．

表37　パラソルモンの特徴

分　泌	・血中 Ca^{2+}濃度が低い時に促進され，血中 Ca^{2+}濃度が高い時に抑制される
機　能	・骨吸収促進，腎臓における Ca^{2+}の排泄抑制，ビタミンD活性化促進などによって，血中 Ca^{2+}濃度を上昇させる（活性型ビタミンDは腸管からの Ca^{2+}吸収を促進する） ・近位尿細管におけるリン酸の再吸収を抑制し，血中リン濃度を低下させる

□カルシトニンの特徴を表38に示す．

表38　カルシトニンの特徴

分　泌	・血中 Ca^{2+}濃度の上昇により，甲状腺の傍濾胞細胞からの分泌が促進され，血中 Ca^{2+}濃度の低下により分泌が抑制される
機　能	・骨吸収を抑制し，骨形成を促進する ・腎臓からの Ca^{2+}の排泄を促進することにより，血中 Ca^{2+}濃度を低下させる

□ビタミン D の特徴を**表 39** に示す.

表 39　ビタミン D の特徴

合成・代謝	・皮膚で紫外線の作用により合成され, 肝臓および腎臓で活性化される
機能（活性型）	・腸管におけるカルシウムやリンの吸収を促進する ・骨吸収を促進し, 骨からのカルシウムやリンの動員を促進する

□骨代謝に関連する上記の主なホルモンの作用を**図 28** にまとめて示す.

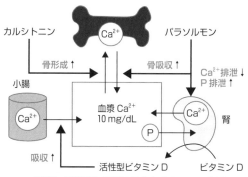

図 28　骨代謝に関連する主なホルモンの作用

【膵　臓】

□膵臓には, ランゲルハンス島と呼ばれる内分泌細胞群が散在しており, α 細胞からグルカゴン, β 細胞からインスリン, δ 細胞からソマトスタチンが分泌される.

□グルカゴンは, 肝グリコーゲンの分解や糖新生を促進して血糖を上昇させる.

□インスリンは, 細胞への糖の取り込みを促進し, 血糖を低下させる. また, グリコーゲンや蛋白, 脂肪の合成を促進する.

□膵臓から分泌されるホルモンと主な作用を**表 40** に示す.

表 40　膵臓から分泌されるホルモンと主な作用

分泌部位		ホルモン名	主な作用
膵臓	α 細胞	グルカゴン	血糖の上昇
	β 細胞	インスリン	血糖の低下
	δ 細胞	ソマトスタチン	グルカゴン・インスリンの分泌抑制

【副　腎】

□副腎髄質から分泌されるホルモンは，アドレナリンとノルアドレナリンがあり，これらは交感神経と同様の作用を示す．

□副腎皮質からは，特に電解質活性が強い電解質コルチコイドと糖質代謝活性の強い糖質コルチコイドが分泌される．

□主な糖質コルチコイドはコルチゾールであり，血糖の上昇，蛋白の分解促進，抗炎症の作用などがある．

□ストレスは，視床下部から下垂体を介してコルチゾールの分泌を促進する．また，分泌量には日内変動がみられ，早朝に最低，夜間に最高となる．

□主な電解質コルチコイドはアルドステロンであり，尿細管におけるNa$^+$の再吸収とK$^+$の排泄を促進し，その結果，血圧が上昇する．

□副腎から分泌されるホルモンと主な作用を表 41 に示す．

表 41　副腎から分泌されるホルモンと主な作用

分泌部位		ホルモン名	主な作用
副腎	皮質	電解質コルチコイド（アルドステロン）など	尿細管で Na$^+$ の再吸収，K$^+$ の分泌（排泄）促進
		糖質コルチコイド（コルチゾール）など	血糖の上昇，蛋白の分解，脂質代謝，血圧の上昇，骨吸収，免疫の抑制，抗炎症の作用
		アンドロゲン	男性化作用
	髄質	アドレナリン，ノルアドレナリン	交感神経の作用（心機能の亢進，血糖の上昇，血圧の上昇など）

【性　腺】

□性ホルモンと主な作用を表 42 に示す．

表 42　性ホルモンのホルモンと主な作用

分泌部位	ホルモン名	主な作用
精　巣	テストステロン	男性二次性徴の発現，精子形成の促進，蛋白の同化作用
卵　巣	エストロゲン（卵胞ホルモン）	子宮内膜の肥厚，乳腺の発育促進，抗動脈硬化の作用
	プロゲステロン（黄体ホルモン）	子宮内膜の分泌促進，乳腺の発育促進，基礎体温の上昇
胎　盤	ヒト絨毛性ゴナドトロピン（hCG）	妊娠黄体の形成，エストロゲン，プロゲステロンの分泌促進

□テストステロンは，精巣のライディッヒ細胞から分泌され，精細管で精子形成を促進する.

□エストロゲンは，卵胞から分泌され，子宮内膜を増殖させる.

□排卵後，黄体からプロゲステロンが分泌され，子宮内膜の分泌を促進し，基礎体温を上昇させる.

□妊娠時，胎盤から大量のプロゲステロンが分泌され，オキシトシンに対する子宮筋の感受性を低下させて妊娠を維持する.

□妊娠が成立すると，胎盤からヒト絨毛性ゴナドトロピン（hCG）が分泌され，黄体を刺激して妊娠黄体にする.

【その他のホルモン】

□その他のホルモンと主な作用を表 43 にまとめる.

J. 生殖と成長の生理

1. 性分化

【細胞分裂と性染色体】

□細胞分裂には，体細胞分裂と配偶子（精子や卵子）を形成する時の減数分裂がある.

□減数分裂では，分裂によって生じた娘細胞の染色体数は分裂前の母細胞の半分になるため，精子や卵子の染色体は 23 個である.

□性染色体には，X 染色体と Y 染色体がある（男性→ XY，女性→ XX）.

表 43　その他のホルモンと主な作用

分泌部位	ホルモン名	主な作用
心　臓	心房性 Na 利尿ペプチド（ANP）	利尿の作用，血管の拡張作用
	脳性 Na 利尿ペプチド（BNP）	利尿の作用，血管の拡張作用
胃（幽門）	ガストリン	胃酸の分泌促進，胃運動の亢進
小　腸	コレシストキニン（CCK）	胆囊の収縮，酵素の多い膵液の分泌促進
	セクレチン	HCO_3^- の多い膵液の分泌促進，ガストリン分泌の抑制
腎　臓	レニン	血圧の上昇（RAA 系）
	エリスロポエチン	骨髄における赤血球の成熟促進
脂肪組織	レプチン	摂食の抑制

□卵子は常に X 染色体をもち，精子は X 染色体をもつ細胞と Y 染色体をもつ細胞がある．

□卵子が Y 染色体をもつ精子と受精すると男性が，X 染色体をもつ精子と受精すると女性が誕生する．

□Y 染色体の短腕にある遺伝子が精巣分化因子（TDF）を産生し，精巣の生成に働く．

【染色体異常】

□正常な染色体をもつ細胞と異常な染色体をもつ細胞が混在する状態をモザイクという．なお通常，各細胞がもつ染色体は同じである．

□真性半陰陽は XX/XY モザイクであり，精巣と卵巣の両方を有する状態である．

□仮性半陰陽は，性染色体とは逆の外性器をもつ状態である．

□男性仮性半陰陽は，性染色体 XY をもつが，女性の外性器となる状態である．

□女性仮性半陰陽は，性染色体 XX をもつが，男性の外性器となる状態である．

□代表的な性染色体異常を**表 44** に示す．

表44 性染色体異常

XO	ターナー症候群：卵巣機能不全
XXX	トリプル X 症候群（超女性）
XXY	クラインフェルター症候群：精巣機能不全
XX/XY	真性半陰陽

【生殖器の発生】

□胎齢4〜5週（妊娠6〜7週）には，原始生殖細胞からなる生殖腺隆起（原始生殖腺）がみられるが，男女差はない．

□男性では生殖腺隆起の髄質が精巣に分化し，女性では生殖腺隆起の皮質が卵巣に分化する．

□男性ではウォルフ管が発達し，これが精巣上体，精管，精囊，射精管などの内生殖器に分化する．

□女性ではミュラー管が発達して，卵管，子宮，膣上部などの内生殖器が分化する．

□男性のウォルフ管の発達は，精巣のライディッヒ細胞から分泌されるテストステロンの作用によって生じる．

□精巣のセルトリ細胞から分泌される抗ミュラー管ホルモン（AMH）により，ミュラー管は退縮する．

□外部生殖器（外性器）は，生殖結節，生殖隆起（陰唇陰囊隆起），尿道ひだ，尿生殖洞から分化する（表45）.

表45 外生殖器の分化

男 性	発生原基	女 性
陰茎亀頭←	生殖結節	→陰核
前立腺←	尿生殖洞	→膣下部
尿道海綿←	尿道ひだ	→小陰唇
陰囊←	生殖隆起	→大陰唇

□ 思春期になると，視床下部からゴナドトロピン放出ホルモン（GnRH）が分泌され，下垂体前葉からのゴナドトロピンの分泌を刺激する．これが精巣からのテストステロン，卵巣からのエストロゲンの分泌を促進し，身体的な性差が出現する（第二次性徴）．

2. 男性生殖器 ■ ■ ■ ■ ■

【男性生殖器の構造と機能】
□ 男性生殖器は，内生殖器である精巣（生殖腺），精巣上体，精管，精嚢や外生殖器である陰嚢，陰茎などから構成される．
□ 精巣は，精子形成の場である精細管と，その周囲にあるライディッヒ細胞から構成される．
□ ライディッヒ細胞からは，精子形成に必要なアンドロゲン（男性ホルモン）が分泌される．
□ 精細管内にはセルトリ細胞が存在し，精子形成を支持する．

【精子形成】
□ 精子は，「精原細胞→精母細胞→精子細胞→精子」の順でつくられる．
□ 完成した精子は，セルトリ細胞を離れ，精巣上体に移行して成熟し，運動機能を獲得する．
□ 精嚢からのフルクトース（果糖）や前立腺からのクエン酸は，ともに精子のエネルギー源になる．
□ 射精直後の精子には受精能はないが，女性生殖器内で受精能を獲得する．

【勃起と射精】
□ 副交感神経である勃起神経からアセチルコリンが分泌され，陰茎の動脈を拡張し，勃起が起こる．
□ 射精は，交感神経の興奮で起こる．
□ 膣内に放出された精子の寿命は，およそ 2 日である．

3. 女性生殖器 ■ ■ ■ ■ ■

【女性生殖器の構造と機能】
□ 女性生殖器は，生殖腺である卵巣，内生殖器である卵管，子宮，膣上部や外生殖器である大陰唇，小陰唇，膣前庭，陰核などから構成される．
□ 卵巣と子宮の周期的変化を性周期という．
□ 性周期は，卵巣周期と月経周期を合わせたものであり，概要を図29に示す．

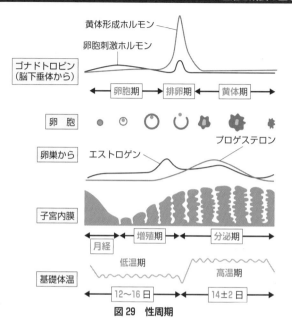

黄体形成ホルモン

卵胞刺激ホルモン

ゴナドトロピン
（脳下垂体から）

卵胞期　排卵期　黄体期

卵　胞

プロゲステロン

卵巣から　エストロゲン

子宮内膜

月経　増殖期　分泌期

基礎体温

低温期　高温期

12～16 日　14±2 日

図 29　性周期

【卵巣周期】

□性周期のうち卵巣での周期的変化を卵巣周期という.

□卵巣周期は,「卵胞期→排卵期→黄体期」の順に進行する（表 46).

【月経周期】

□子宮内膜の周期的変化を月経周期という.

□月経周期は,「増殖期→分泌期→月経期」の順に変化する（表 47).

□エストロゲンの作用として, 卵胞の成熟, 骨端線の閉鎖, 骨形成の促進, 血管の拡張, 動脈硬化の抑制, LDL コレステロールの低下作用などがあげられる.

【妊娠・分娩】

□受精は卵管膨大部で起こり, 受精卵はただちに分裂を開始する.

□受精後, 約 1 週間で子宮内膜に到達し着床する.

表46　卵巣周期

卵胞期	・出生時，卵巣には約200万の原始卵胞が存在する ・思春期になると下垂体からの卵胞刺激ホルモン（FSH）の作用により原始卵胞のいくつかが発育する ・発育卵胞のうち一つが成熟してグラーフ卵胞となり，エストロゲンを分泌する
排卵期	・エストロゲンの血中濃度は排卵直前にピークとなり，下垂体からの黄体形成ホルモン（LH）とFSHの分泌を刺激する（排卵サージ） ・これにより，グラーフ卵胞が破れて卵子が卵巣から腹腔内に排出される（排卵） ・排卵された卵子は，卵管采より卵管に入り子宮に運ばれる
黄体期	・排卵後の卵胞は黄体となり，エストロゲンとプロゲステロンを分泌する ・黄体の寿命は14±2日であり，次の月経が始まる4日ほど前から退化し，白体となる ・妊娠が成立すると黄体は存続し，月経は起こらない

表47　月経周期

増殖期	・月経後，卵胞が分泌するエストロゲンの作用により，子宮内膜は残存した基底層から急速に増殖する
分泌期	・排卵後，黄体から分泌されるプロゲステロンの作用により子宮内膜の分泌が盛んになり，受精卵の着床に備える．また，プロゲステロンは基礎体温を上昇させるため高温期となる
月経期	・黄体の退化に伴い，エストロゲンとプロゲステロンが減少するため，子宮内膜の表層が剥離し，血液とともに膣から排出される（月経）

□受精卵が着床すると，母体由来の成分と胎児由来の成分から胎盤が形成され，妊娠約16週ごろに完成する．

□胎盤は，ヒト絨毛性ゴナドトロピン（hCG）を分泌し，これが黄体を刺激して存続させる（妊娠黄体）．

□hCGは，妊娠初期に一過性に分泌が増加するため，この時期に尿中のhCGを調べることで妊娠の有無を検査できる（妊娠反応）．

□妊娠黄体は，エストロゲン，プロゲステロンを分泌するが16週ほどで退化する．その後，胎盤からこれらのホルモンが分泌され，妊娠が維持される．

□分娩が始まると下垂体後葉よりオキシトシンが分泌され，子宮筋を収縮させる．これを陣痛と呼ぶ．

□妊娠中の乳腺は，エストロゲンとプロゲステロンにより発達するが，乳汁分泌は抑制されている．

□分娩により胎盤からのホルモン分泌が低下すると，乳頭の吸引刺激により下垂体前葉からのプロラクチン分泌が増加して乳汁分泌を促し，オキシトシンにより射乳が起こる．

□プロラクチンは，視床下部からのゴナドトロピン放出ホルモン（GnRH）分泌を抑制するので，卵巣周期は停止し，月経は起こらない．

4. 成長と老化 ■■■■■■

【身体各部位・各器官の成長】

□臓器や器官によって成長・発達の時期や速さは異なり，その発育発達を4つの型に分けてグラフで表したものが「スキャモン（scammon）の発育曲線」である（図30）．

□スキャモンの発育曲線は，20歳時の臓器・器官の大きさを100%とした時の各臓器の年齢における相対値をつないだものである．

□スキャモンの発育曲線は，臓器・器官の発育発達の曲線を「リンパ型」「神経型」「一般型」「生殖型」の4つに分ける．

【細胞の寿命】

□細胞分裂の可能回数には限界があり，限界まで分裂を繰り返すと分裂を停止する．

□細胞分裂の限界に向かう細胞の変化を細胞老化という．

□細胞老化を生じる機構として，テロメア説やエラー説などが考えられている．

□染色体DNAの末端部分はテロメアと呼ばれ，染色体の構造を安定化するなどの役割をもつ．

□細胞老化のテロメア説は，細胞分裂を繰り返すとテロメアが端から短縮し，細胞老化が生じるとする説である．

□細胞老化のエラー説は，細胞分裂時のエラーや外部環境からのストレスが細胞に加わってDNAが障害され，ダメージの蓄積の結果，細胞老化が生じるとする説である．

□加齢による細胞の変化として，生体膜の流動性低下がみられる．なお，生体膜とは細胞膜や細胞内小器官の膜のことである．

□体内水分量は，若年者で体重の約60%，高齢者では約50%であり，加齢により減少する．

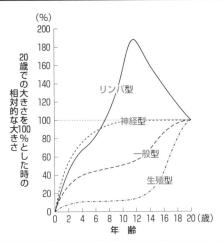

分 類	特 徴	代表的な臓器
①リンパ型	学童期後期から思春期前期に成人のおよそ2倍に達する	扁桃，リンパ節，胸腺など
②神経型	7歳ごろまでに約95%に達する	脳・脊髄，視覚器など
③一般型	乳児期に急速に発達し，その後緩やかになり，思春期に再び発達するS字型の発達を示す	身長・体重，内臓器官など
④生殖型	乳児期にわずかに発達し，その後は停滞して思春期に急速に発達する	生殖器など

図30 スキャモンの発育曲線の4型の特徴

【生理的老化の特徴と身体機能の加齢変化】
□加齢による生理機能の変化は，各機能によって異なる.
□生理機能における老化の程度は，個体差が大きい.
□高齢者の安静時における生理機能は，比較的保たれている.
□高齢者の環境変化に対する適応能力は，著しく低下している.
□加齢により副甲状腺ホルモンやカテコールアミンの分泌は上昇する.
□加齢により性ホルモンの分泌は減少する.

K. 神経の生理

1. 神経信号の伝達 ■■■■■

□細胞膜の非興奮時における負の膜電位（細胞外に対して細胞内がマイナス）を静止膜電位という.

□静止膜電位は, K^+ の平衡電位に近い値となる.

□静止膜電位の形成メカニズムを図31に示す.

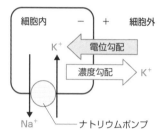

①ナトリウムポンプによる Na^+ の細胞外への汲み出しと, K^+ の細胞内への流入により, 細胞外液が高 Na^+, 細胞内液が高 K^+ となる

②ある種の K^+ チャネルが常に開口しているため, K^+ 膜透過性が Na^+ 膜透過性と比べて高い状態にあり, 細胞内に多い K^+ が細胞外に流出する

③細胞外への K^+ の流出により, それを引き止める向きに電位勾配が生じる

④濃度勾配による K^+ の流出と電位勾配による K^+ の引き戻しが釣り合う K^+ の平衡電位が静止膜電位となる

図31 静止膜電位の形成メカニズム

□神経細胞や筋細胞などの興奮性細胞では, 興奮時に膜電位が一過性に変化し, この電位変化を活動電位という. なお, 活動電位の発生メカニズムを図32に示す.

□静止膜電位からの正の方向への電位変化を脱分極という.

□静止膜電位からの負の方向への電位変化を過分極という.

□脱分極が生じ, 膜電位が閾電位を超えると活動電位が発生する. この時に必要な最小限の刺激を閾刺激という.

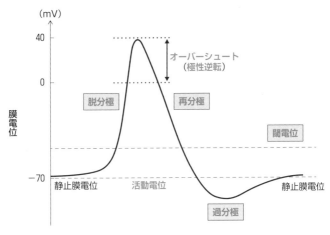

①細胞に刺激が生じると，細胞膜の Na^+ 透過性が亢進し，細胞内に Na^+ が流入して細胞膜電位が上昇する(脱分極)
②その後，K^+ の透過性が亢進して K^+ の流出が生じる(再分極)
③膜電位が静止膜電位以下になる過分極の後，静止膜電位に戻る

図 32　活動電位の発生メカニズム

□ 全か無かの法則とは，閾刺激以下の大きさ（閾下刺激）では活動電位は発生せず，閾刺激以上の大きな刺激（閾上刺激）を加えても活動電位の大きさは変わらないことをいう．
□ 不応期とは，活動電位発生後の一定時間，反応（刺激に対する活動電位の発生）が低下する時間をいい，絶対不応期と相対不応期がある．
□ 絶対不応期は，刺激を与えてもまったく活動電位が発生しない時期である．
□ 相対不応期は，閾上刺激であれば活動電位が発生する時期である．
□ 神経の軸索上を活動電位が伝播していくことを興奮伝導という．
□ 興奮伝導の三原則を表 48 に示す．

表 48　奮伝導の三原則

両側性伝導	軸索に発生した興奮（活動電位）は，両方向に伝導する
絶縁性伝導	軸索の興奮は，隣接する軸索に伝播することはない
不減衰伝導	軸索の直径が一定であれば，興奮が小さくなることはない

□ 髄鞘は電気的絶縁性が高く，活動電位は発生しないため，有髄線維では跳躍伝導が起こり，無髄線維より興奮伝導速度は大きくなる．

□ 興奮伝導速度は，神経線維の直径に比例し，直径が大きいほど大きく，小さいほど小さくなる．

□ 神経に対する局所麻酔では，直径の小さい神経ほど速く麻酔され，大きい神経ほど麻酔されるのに時間がかかる（図 33）．

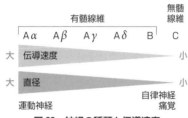

図 33　神経の種類と伝導速度

□ 神経終末が他の神経細胞や器官と接合する部位をシナプスといい，神経伝達物質を介した化学的な情報伝達が行われる．

□ 神経終末には，神経伝達物質を含むシナプス小胞が存在し，活動電位が神経終末まで伝導されると神経伝達物質が放出され，シナプス後膜に存在するシナプス後受容体に結合する（図 34）．

□ 神経伝達物質には，興奮性グルタミン酸や抑制性の GABA やグリシンなどがある．

□ シナプス伝達の特徴を表 49 に示す．

2. 神経系の構成　■■■■■

□ 神経系は，脳と脊髄からなる中枢神経および脳神経と脊髄神経からなる末梢神経に分けられる．

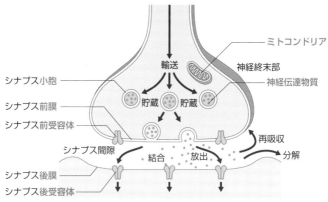

図 34　シナプスの構造

表 49　シナプス伝達の特徴

一方向性伝達	シナプス伝達は，シナプス前膜からシナプス後膜への一方向性である
シナプス遅延	シナプス前膜が興奮してから，シナプス後膜が興奮するまでに時間がかかる
易疲労性	シナプス前膜の連続刺激により神経伝達物質が枯渇するため，シナプス伝達が行われなくなる

□脳神経と主な機能を**表 50**にまとめる.

□末梢神経は，運動や感覚に関わる体性神経と内臓の機能調節に関わる自律神経に分けられる.

3.　内臓機能の調節　■■■■■

【自律神経】

□臓器および器官は，持続的な自律神経からの刺激によって支配されている（持続性神経支配）.

□臓器および器官の働きは，交感神経と副交感神経の活動のバランスで調整される.

表50 脳神経と主な機能

番号：脳神経	主な機能	番号：脳神経	主な機能
Ⅰ：嗅神経	嗅覚	Ⅶ：顔面神経	顔面運動，唾液・涙液分泌，味覚
Ⅱ：視神経	視覚	Ⅷ：内耳神経	聴覚，平衡感覚
Ⅲ：動眼神経	眼球運動，縮瞳	Ⅸ：舌咽神経	嚥下，唾液分泌，味覚
Ⅳ：滑車神経	眼球運動	Ⅹ：迷走神経	内臓感覚，内臓運動
Ⅴ：三叉神経	咀嚼運動，顔面感覚	Ⅺ：副神経	頸部の運動
Ⅵ：外転神経	眼球運動	Ⅻ：舌下神経	舌運動

□自律神経（交感神経と副交感神経）の機能を**表51**に示す.

表51 自律神経の機能

交感神経	効果器	副交感神経
散 瞳	瞳 孔	縮 瞳
粘液性の分泌	唾液腺	漿液性の分泌
拡 張	気 道	収 縮
心拍数・収縮力増加	心 臓	心拍数・収縮力低下
収 縮	血 管	ほとんど作用しない
運動・分泌低下	消化管	運動・分泌増加
グリコーゲン分解	代 謝	グリコーゲン合成
蓄尿促進	膀 胱	排尿促進

□内臓機能の調節は，自律神経によって行われる.
□自律神経には，交感神経と副交感神経がある.
□自律神経は，節前線維と節後線維により末梢の効果器に情報を伝える.
□自律神経の節前線維終末からはアセチルコリンが分泌され，交感神経の節後線維終末からはノルアドレナリンが，副交感神経の節後線維終末からはアセチルコリンが分泌される.

□自律神経の節後線維には，ニコチン性アセチルコリン受容体が存在し，内臓などの効果器にはムスカリン性アセチルコリン受容体が存在する（**図35**）.

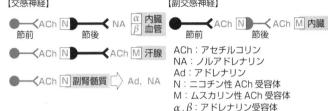

【交感神経】

【副交感神経】

ACh：アセチルコリン
NA：ノルアドレナリン
Ad：アドレナリン
N：ニコチン性ACh受容体
M：ムスカリン性ACh受容体
α, β：アドレナリン受容体

図35　自律神経の伝達物質と受容体

□多くの臓器，器官は拮抗的に作用する交感神経と副交感神経による二重支配を受ける.

□一部の臓器および器官は，交感神経または副交感神経のどちらか一方の神経のみで支配される場合もあり，単独性支配と呼ばれる（**表52**）.

表52　単独性支配例

交感神経のみの支配	瞳孔散大筋，副腎髄質，立毛筋，汗腺，大部分の血管
副交感神経のみの支配	瞳孔括約筋

【反　射】

□反射とは，内外環境の刺激に対して意識することなく筋活動や腺分泌などの生体反応を起こすことである.

□刺激を受けとる受容器から反射中枢を経て効果器に連なる神経経路を反射弓という.

□反射中枢が脊髄にあるものを脊髄反射という.

□反射中枢が脳幹にあるものを脳幹反射という.

□反射弓が体性神経系で構成されるものを体性反射という.

□自律神経系が関わる反射を内臓反射という.

□内臓反射の種類を**表53**に示す.

表53　内臓反射の種類

内臓反射の種類	求心路	遠心路	例
内臓-内臓**反射**	自律神経	自律神経	血圧調節（圧受容器反射），消化管運動（胃-大腸反射など），膀胱機能など
体性-内臓**反射**	体性神経	自律神経	皮膚への痛み刺激により交感神経の活動（心拍数上昇，発汗など）が誘発される
内臓-体性**反射**	自律神経	体性神経	腹腔内の炎症が腹筋群を収縮させる（筋性防御）

4. 各脳部位の機能

□大脳皮質は，高次機能に関わる部位である.

□大脳皮質は，機能的に運動野，感覚野とそれ以外の領域である連合野に分類される.

□運動野には，一次運動野，運動前野，補足運動野が含まれる.

□感覚野には，一次体性感覚野，視覚野，聴覚野が含まれる.

□前頭葉にブローカ野，側頭葉にウェルニッケ野などの言語野が局在する.

□大脳皮質の機能局在を図36に示す.

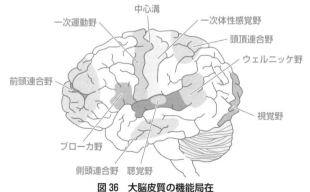

図36　大脳皮質の機能局在

第5章　生理学

193

□連合野は，ヒトの大脳皮質で最も発達しており，前頭連合野，頭頂連合野，側頭連合野に分けられる．
□連合野は，各情報を統合する機能をもつ．
□大脳皮質以外の各脳部位と機能を**表54**に示す．

表54 各脳部位と機能

延 髄	心臓中枢や呼吸中枢，血管運動中枢，嚥下中枢，咳中枢，嘔吐中枢などの生命維持に不可欠な中枢が局在する
視床下部	自律神経の統合中枢，内分泌の調節，体温調節中枢，摂食・飲水・性行動など本能行動の調節などの役割をもつ
大脳辺縁系	本能行動や情動行動，記憶，運動機能に関与する
小 脳	随意運動の調節および身体の平衡や姿勢の維持，運動の学習などの機能をもつ
大脳基底核	錐体外路系の一部であり，随意運動の調節や不随意運動に関与する

5. 脳の高次機能 ■■■■■

【脳 波】
□脳波は，大脳皮質の神経細胞の自発的な電気活動を記録したものである．
□脳波は，周波数によって4つに分類される（**表55**）．

表55 脳 波

	脳 波	周波数 (Hz)	生理学的な意義
δ		0.5〜3.5	・深睡眠時にみられる ・新生児や幼児の基礎律動として現れる
θ		4〜7	・入眠時にみられる ・小児の基礎律動として現れる
α		8〜13	・安静閉眼覚醒時にみられる ・開眼により抑制される（α波阻止）
β		14〜	・精神活動時や開眼時にみられる

□成人の安静閉眼覚醒時に認められない異常脳波として，棘波（spike），鋭波，θ波やδ波などの徐波，棘徐波結合などがある．

【睡眠と脳波】

□睡眠は，ノンレム睡眠とレム睡眠に分けられる（**表56**）．

表56　ノンレム睡眠とレム睡眠

ノンレム睡眠	・4つの睡眠深度からなる ・睡眠深度が深くなるにつれて高振幅の徐波が増加する
レム睡眠	・急速な眼球運動（Rapid Eye Movement）を伴う ・比較的に低振幅の徐波がみられる ・骨格筋の活動は完全に消失しているが，脳波は覚醒時と近く，夢をみていることが多い

L. 筋の生理

1. 筋組織

□筋組織は，形態学的および生理学的に骨格筋，心筋，平滑筋に分類される（**表57**）．

表57　骨格筋・心筋・平滑筋

	骨格筋	心筋	平滑筋
筋線維	横紋筋	横紋筋	平滑筋
支配神経	運動神経	自律神経	自律神経
随意・不随意	随意筋	不随意筋	不随意筋
細胞	多核細胞	単核細胞	単核細胞
収縮	強縮が多い	単収縮のみ	ほとんど強縮
疲労	疲労しやすい	疲労しにくい	疲労しにくい
絶対不応期	1〜2m秒	200〜300m秒	50〜10m秒

2. 骨格筋

□骨格筋の筋線維は遅筋（Type Ⅰ）と速筋（Type ⅡB），さらにこれらの中間の性質をもつ中間筋（Type ⅡA）に分類される（**表58, 59**）．

□骨格筋が運動神経終末と接合する部分を神経筋接合部（運動終板）という.

表58　骨格筋線維の分類と特徴

	遅筋（Type Ⅰ）	中間筋（Type ⅡA）	速筋（Type ⅡB）
収縮速度	遅い	速い	速い
疲　労	遅い	中等度	速い
筋線維の太さ	細い	中等度	太い
色	赤い	赤い	白い
グリコーゲン	少ない	多い	多い
ミオグロビン	多い	多い	少ない
ミトコンドリア	多い	多い	少ない
ATPの供給源	クエン酸回路 電子伝達系	クエン酸回路 電子伝達系＋解糖系	解糖系

表59　遅筋と速筋の特徴

遅　筋	・赤色の酸素結合蛋白であるミオグロビンを多く含むため，赤筋とも呼ばれる ・ミトコンドリアが多く，クエン酸回路や電子伝達系により持続的かつ効率的にATPを産生できるため，持続的な収縮が可能である
速　筋	・筋線維が太く，より強い力で収縮できる ・グリコーゲンを多く含むため，解糖系により瞬発的にATPを産生することができるが，グリコーゲンが枯渇すると速やかに疲労する

3. 筋収縮　■■■■■

□骨格筋の筋線維（筋細胞）には，多数の筋原線維が含まれる.
□筋原線維には細いアクチンフィラメントと太いミオシンフィラメントがある.
□ミオシンフィラメントの頭部には，ATP分解活性部位とアクチン結合部位が存在する.
□アクチンフィラメントは，G-アクチン，トロポミオシン，トロポニンから構成される.

□骨格筋の収縮は，**アクチンフィラメント**が**ミオシンフィラメント**の間に滑り込むことで起こる．これを滑走説と呼ぶ（**図 37**）．

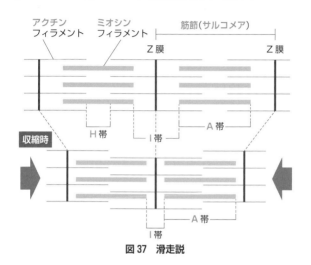

図 37　滑走説

□筋収縮時に，両フィラメントの長さは変化しない．

□ミオシンフィラメントからなる A 帯（暗帯）の長さは変化せず，I 帯（明帯）の長さが短くなる．

□筋収縮機構を**図 38** に示す．

□筋細胞に1回の活動電位が生じることで起こる1回の筋収縮を単収縮という．

□収縮の加重とは，単収縮の途中で活動電位が起これば，収縮は加算されて大きくなることをいう．

□収縮の加重が短時間で繰り返し起こる状態を強縮という．なお，活動電位は加重しない．

□筋が収縮しても筋長に変化がなく，関節運動も起きない状態を等尺性収縮という．

□等尺性収縮は，静止性収縮と同義である．

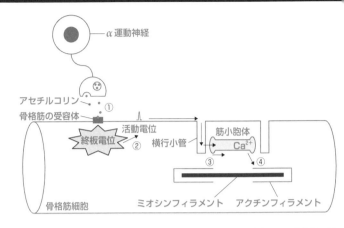

①α運動神経が興奮すると神経終末からアセチルコリンが放出され，骨格筋の受容体に結合する

②神経筋接合部で終板電位(EPSP)が発生し，筋細胞膜に活動電位が発生する

③活動電位が横行小管を介して筋小胞体に伝わり，その筋小胞体から Ca^{2+} が放出される

④Ca^{2+} がトロポミオシン上のトロポニンに結合すると，トロポミオシンの収縮抑制作用が解除され，ミオシンフィラメントがアクチンフィラメントに結合し，筋収縮を起こす

図38　筋収縮機構

□筋張力が変化せずに収縮する状態を等張性収縮という．

□単収縮の繰り返しや強縮により，収縮力が減少していくことを筋疲労という．

□筋疲労時，骨格筋では乳酸の蓄積がみられる．

□筋収縮・弛緩の直接的なエネルギーは，アデノシン三リン酸（ATP）であり，クレアチンリン酸の分解により生成する（ローマン反応）．このように産生される ATP は少なく，運動が持続する時には TCA 回路（クエン酸回路）からの ATP 供給が必要になる．

□運動強度が大きくなると，グリコーゲンの分解と解糖系により ATP が産生される．

□心筋では，脱分極後 Ca^{2+} が持続的に流入するため，活動電位の持続が長く，不応期が長くなるため加重は起こらない．

□心筋細胞どうしは，ギャップ結合で連結されて密に連携しているため，一体化して収縮することができる．

□平滑筋は，紡錘形の単核細胞で構成され，主に内臓の運動を制御する．

M. 運動の生理

1. 運動に関する中枢神経 ■ ■ ■ ■ ■

□大脳皮質における運動に関与する部位として，一次運動野，補足運動野，運動前野，帯状皮質運動野などがあげられる．

□循環や呼吸など多数の生命維持機能に関与する中枢である脳幹には，運動神経線維の起始核も存在する．

□脳幹にある各神経の運動核によって，発声や嚥下，頭顔面部の筋の運動が支配されている．

□脊髄前角に存在する α 運動ニューロンは，骨格筋の運動を支配する．

□大脳辺縁系は，本能行動や情動行動，記憶，運動機能に関与する．

□視床下部は，自律神経の統合中枢，内分泌の調節，体温調節中枢，摂食・飲水・性行動など本能行動の調節などの役割をもつ．

□錐体路は随意運動の伝導路であり，大脳皮質の運動野に存在するベッツの巨大錐体細胞と呼ばれる神経細胞より始まる．

2. 運動ニューロンと運動単位 ■ ■ ■ ■ ■

□運動ニューロンは，骨格筋をコントロールする神経細胞のことを呼び，さらに脳から脊髄前角までを上位運動ニューロン，脊髄前角から筋線維までを下位運動ニューロンと呼ぶ．

□下位運動ニューロンには，α 運動ニューロンと γ 運動ニューロンの 2 種類がある．

□一つの運動ニューロンは，枝分かれして複数の筋線維を支配するが，一つの運動ニューロンとそれにより支配されるすべての筋線維を運動単位という．

□一つの運動単位を構成する骨格筋線維は，すべて同じ分類の骨格筋線維である．

□一つの運動ニューロンが支配する筋線維の数を神経支配比という.

□神経支配比は，精緻な動きをする筋では小さく，おおまかな運動をする大腿や体幹の筋では大きい.

□筋収縮で発生する力の大きさは，動員される運動単位の数，α運動ニューロンの活動電位の発生頻度などによって調節される.

□中枢からの運動の命令は，脊髄や脳幹に起始するα運動ニューロンによって骨格筋へ伝わる.

□運動ニューロンと骨格筋の間のシナプスを神経筋接合部といい，興奮性シナプスの一種である.

□神経筋接合部の運動神経末端からは，アセチルコリンが放出される.

3. 反射と反射弓　■■■■■

【筋紡錘】

□筋紡錘は，筋腹中に存在する長さ2〜4 mmの紡錘形の深部感覚受容器である.

□筋紡錘は，筋の伸展度と伸展速度を受容する.

□筋紡錘は，筋線維と並列に配置され，筋紡錘の求心路はⅠa線維とⅡ線維である.

□筋紡錘の内部には，錘内筋線維があり，錘外筋線維と平行に並ぶ.

□筋紡錘の錘内筋線維は，脊髄のγ運動ニューロンによって支配される.

【ゴルジ腱器官】

□腱には，腱の伸長を受容するゴルジ腱器官（腱紡錘）が存在する.

□ゴルジ腱器官は，筋腱移行部に多く存在し，筋線維とは直列に配置され，ゴルジ腱器官の求心路はⅠb線維である.

□筋の受動的伸展では，筋紡錘と腱器官ともに張力刺激が加わるが，筋自身の能動的収縮では張力刺激は腱器官のみが感知する.

【伸張反射】

□伸張反射は，骨格筋が伸長すると，その筋が収縮する反射である.

□伸張反射は，筋の長さを一定に保つフィードバック機構である.

□伸張反射は，生体内で唯一の単シナプス反射である.

□筋伸長によりⅠa線維が興奮し，脊髄内でシナプスを介してα運動ニューロンを興奮させ，その筋が収縮する（**図39a**）.

□伸張反射の例として，膝蓋腱反射やアキレス腱反射などがあげられる.

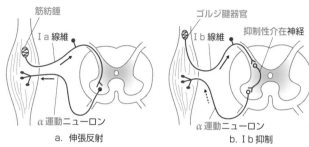

図39　伸張反射とⅠb抑制

□伸張反射は，抗重力筋で特に発達しており，姿勢維持に重要な役割を果たしている.

□伸張反射は，相動性伸張反射と緊張性伸張反射に分けられる.

【Ⅰb抑制】

□筋収縮に伴い腱が伸長すると，ゴルジ腱器官からのⅠb線維の興奮性が増し，脊髄内で抑制性介在神経を介して，その筋の収縮を抑制する. これをⅠb抑制という (図39b).

□Ⅰb抑制の目的は，筋腱の過剰な伸長による断裂を防ぐことである.

【α-γ連関】

□α運動ニューロンの興奮によって錘外筋が収縮する場合，筋紡錘の感度を保つためにγ運動ニューロンも同時に興奮して錘内筋が収縮する. これをα-γ連関という.

【誘発筋電図】

□骨格筋が収縮する時の活動電位を導出・増幅して記録したものを筋電図という.

□外部から神経や筋に刺激を加えて筋収縮を誘発して得た筋電図を，誘発筋電図という.

□誘発筋電図では，徐々に刺激を強くしていくと，はじめに潜時の長いH波が出現する.

□誘発筋電図のH波は，閾値の低い筋紡錘から出るⅠa線維が刺激され，それにより起こる伸張反射を模倣した単シナプス反射によって生じる.

第5章 生理学

□誘発筋電図では，刺激をさらに強くしていくと潜時の短いM波が出現する．

□誘発筋電図のM波は，Ia線維と比べて閾値の高い，α運動ニューロンが直接刺激されて生じる．

【屈曲反射（引っ込め反射）】

□皮膚や深部組織に侵害刺激を与えると，同側肢の屈筋が反射的に収縮する．この反応を屈曲反射という．

□屈曲反射の際に，対側の肢が伸展する反応を交叉性伸展反射という．

4. 姿勢反射

【姿勢反射】

□脳幹を中枢とする姿勢反射には，緊張性頸反射や前庭反射（迷路反射），立ち直り反射などがある．

□緊張性頸反射は，頸を回すと顔の向いた側の上下肢が伸展し，その反対側の上下肢が屈曲する反応である．

□前庭器官からの情報によって生じる反応を前庭反射（迷路反射）といい，前庭脊髄反射（緊張性迷路反射）や前庭頸反射などがある．

5. 高次運動機能

□一次運動野は，中心前回に存在し，随意運動に関与する．

□一次運動野にあるベッツの巨大錐体細胞から錐体路が起こる．

□一次運動野には部位局在がみられ，中心溝（内側）から下肢，体幹，上肢，頭部の順に配置される．

□運動前野は，視覚的な情報をもとに遂行される運動に関与する．

□補足運動野は，自発的に運動を起こそうとする運動発現の機能に関与する．

□帯状皮質運動野は，強い情動を伴う運動や報酬の情報に基づく行動選択などに関与する．

□大脳基底核は，随意運動の調節，運動の学習，運動の動機づけなどに関与する．

□小脳は，随意運動の調節，身体の平衡，姿勢の維持，運動の学習などに関与する．

N. 感覚の生理

1. 感覚の一般的な性質 ■■■■■

□感覚とは，生体内外の刺激により体内や外界の状態を知る機能である.
□感覚は，特殊感覚，体性感覚，内臓感覚に大別される（表60）.

表60 感覚の分類

特殊感覚		視覚，聴覚，嗅覚，味覚，平衡感覚
体性感覚	皮膚感覚	皮膚や粘膜の感覚，触覚，圧覚，痛覚，温覚，冷覚
	深部感覚	筋，腱，関節の感覚，運動感覚，深部痛覚
内臓感覚	内臓痛覚	腹痛，胸痛など
	臓器感覚	血圧（頸動脈洞，大動脈弓の圧受容器），空腹，満腹，尿意など

□受容とは，生体内外の環境変化に関する情報を刺激として受け入れることである.
□受容器は，感覚器の中で受容の機能を担っているものである.
□受容器は，各種刺激を感覚神経の活動電位（インパルス）に変換する.
□感覚を引き起こす最小の刺激の大きさを閾値という.
□受容器に対して，閾値が低い（敏感に反応する）特定の刺激を適刺激という.
□持続的な刺激に対して，感覚神経の活動電位の発生頻度が低下する（感覚が弱くなる）現象を順応という.
□順応の速さは，感覚器の種類によって異なる.
□皮膚の触圧覚受容器のうち，マイスネル小体は順応が速く，メルケル触板は順応が遅い.

2. 視 覚 ■■■■■

□光は，角膜→眼房水→水晶体→硝子体網膜の順に通過し，網膜に達する.
□虹彩は，光量を調節する部位である.
□虹彩内の瞳孔括約筋の収縮によって縮瞳が生じ，瞳孔散大筋の収縮によって散瞳が生じる.
□光は，角膜や水晶体で曲げられ，網膜上の焦点（中心窩）に結像する.

□遠近調節（近方視）は、「毛様体筋の収縮→チン小帯が弛緩→水晶体が厚くなる→光の屈折率が増加」の仕組みによって生じる.

□網膜に光が照射されると縮瞳し、光が遮断されると散瞳する反射を対光反射という. なお、「光→網膜→視神経→視索→ EW 核（動眼神経副核）→動眼神経→毛様体神経節→瞳孔括約筋→縮瞳」という流れで起こる.

□対光反射は、死の判定に利用されている.

□光刺激は、眼球の網膜の視細胞により受容され、視神経を興奮させる.

□視神経は、視交叉で半交叉し、視床の外側膝状体を通って後頭葉の視覚野に入力する.

□鼻側（内側）の視野情報は、耳側の網膜に受容される.

□耳側（外側）の視野情報は、鼻側の網膜に受容される.

□左視野の情報は、両眼の右側の網膜に受容され、右脳に入力する.

□左眼の右側（鼻側）の視神経は、視交叉で交叉し、右脳へ入力する.

□右眼の右側（耳側）の視神経は、視交叉で交叉せず、右脳へ入力する.

□両耳側半盲では、両眼の耳側の視野が欠損する.

□両耳側半盲は、視交叉の切断により生じる.

□両耳側半盲は、両眼の鼻側の視神経が障害される.

□左同名半盲では、両眼の左視野が欠損する.

□左同名半盲は、右側の視索切断により生じる（図 40）.

□網膜上には、光を受容する 2 種類の視細胞が存在する（表 61）.

□暗い所で目が慣れることを暗順応という.

□明るい所で目が慣れることを明順応という.

□暗順応は明順応よりも遅い. 錐体の暗順応は杆体よりも速いため、錐体は、暗い所では感度が低下する（働かなくなる）が、杆体は暗い所でゆっくりと感度が上昇する.

3. 聴 覚　　　　■ ■ ■ ■ ■

□聴覚の適刺激は音波であり、ヒトの可聴範囲は約 20〜20,000 Hz である.

□音の伝導について図 41 に示す.

4. 平衡感覚　　　　■ ■ ■ ■ ■

□平衡感覚の受容器は、内耳にある 3 つの半規管と前庭（耳石器）からなる.

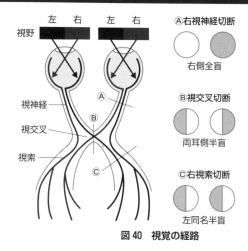

図40 視覚の経路

表61 視細胞

杆体細胞	・薄暗い所で働く ・視物質であるロドプシンに光があたると，これが分解され，その過程で産生される中間体により視細胞の電位変化が起こる
錐体細胞	・明るい所で働く ・黄斑部の中心窩は，錐状体細胞のみである ・光の3原色である赤，青，緑を感知する3種類の視物質ヨドプシンが存在する

□半規管の膨大部には，有毛細胞を含むクプラがあり，主に回転加速度を受容する.

□前庭には，卵形嚢と球形嚢という2つの耳石器があり，有毛細胞を含む平衡斑が存在する. ここで直線加速度を受容し，前庭神経を介して中枢まで伝達する.

5. 味覚・嗅覚

□味覚は，味蕾の味細胞に受容され，舌前方2/3の味覚は顔面神経により，後方1/3の味覚は舌咽神経により，延髄の孤束核に伝達される.

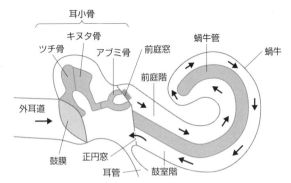

①外耳道から入った空気の振動は，鼓膜を振動させる
②その振動が耳小骨を振動させる
③アブミ骨の振動は，前庭窓（卵円窓）から蝸牛内に伝わり，骨迷路内の外リンパ液を振動させる
④さらに膜迷路の内リンパ液を振動させる
⑤この振動が膜迷路の蝸牛管の基底膜上にあるコルチ器に伝わると，有毛細胞が興奮して蝸牛神経を興奮させる
⑥蝸牛神経は，視床の内側膝状体を通り，側頭葉の一次聴覚野に入力する

図 41　音の伝導

□嗅覚は，嗅上皮にある嗅細胞の嗅毛に，におい分子が結合することで生じる.

6.　皮膚感覚　■■■■■

□皮膚感覚の受容器は，感覚神経の終末に存在する.
□それぞれの終末は，1 種類の皮膚刺激を受容する.
□皮膚感覚について**表 62** に示す.
□有髄の Aδ 線維は速い痛み（一次痛），無髄の C 線維は遅い痛み（二次痛）を伝達する.
□二次痛は，機械的刺激，化学的刺激，熱刺激などの多様な刺激に反応するポリモーダル受容器に受容される.
□触圧覚や意識される深部感覚および温痛覚の伝導路を**図 42** に示す.
□1 種類の皮膚刺激に反応する受容器の存在部位を感覚点といい，その中でも痛点が最も多く，温点が最も少ない.

表62　皮膚感覚

皮膚感覚	特　徴	受容器	神経線維
触圧覚	皮膚が変形した時に生じる感覚である．なお，触覚は順応が速い，圧覚は順応が遅い	ルフィニ小体，メルケル触盤，パチニ小体，マイスネル小体	Aβ線維
温　覚	30～45℃に反応する	自由神経終末	C線維
冷　覚	15～36℃に反応する	クラウゼ小体，自由神経終末	Aδ・C線維
痛　覚	侵害刺激により引き起こされる	自由神経終末	Aδ・C線維

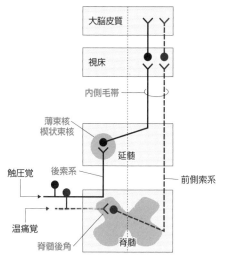

【触圧覚や意識される深部感覚の伝導路（実線）】
①一次求心性線維は，後根から脊髄に入り，後索系を上行して延髄の薄束核や楔状束核で二次ニューロンとシナプスを形成する
②二次ニューロンは，交叉して対側の内側毛帯を上行し，視床に至る

【温痛覚の伝導路（破線）】
①一次求心性線維は，脊髄後角で二次ニューロンとシナプスを形成する
②脊髄で二次ニューロンが交叉して前外側（前側索系）を上行し，視床に至る

図42　触圧覚や意識される深部感覚および温痛覚の伝導路

□ 皮膚の2点に加えられた刺激に対して，2点と感じる最小の距離を2点弁別閾という．

□ 2点弁別閾は，触圧点の密度が高い指先や舌などで小さく，密度が低い腕，腿，背部などで大きい．

7. 深部感覚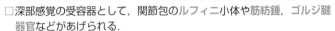

□ 深部感覚の受容器として，関節包のルフィニ小体や筋紡錘，ゴルジ腱器官などがあげられる．

第6章
病理学概論

A. 病理学の基礎

1. 病理学の定義と分類　■■■■■■

□病理学とは，主に組織・細胞の形態変化の観察をとおし，疾病の原因・経過・治療効果などを知るための学問である．

□病理学における観察方法として，肉眼観察のほかに顕微鏡を用いることが多い．

□解剖は，系統解剖，病理解剖，法医解剖の3つが分けられ，さらに法医解剖は司法解剖と行政解剖に分かれる．

- ・系統解剖：正常な形態観察を目的とし，主に医学教育で行われる解剖である．
- ・病理解剖：臨床診断や治療効果の検証などを目的に行う解剖である．
- ・司法解剖：犯罪が関与しているものに対する解剖である．
- ・行政解剖：異常死体の検案を目的に行う解剖である．

□生体から試料を得て行う病理診断のことを外科病理学という．

□通常，外科病理学は「細胞診→生検→手術試料の検査」の過程を経る．
- ・細胞診：体液中の細胞や粘膜などから擦過した細胞を用いて診断する．
- ・生検：組織レベルで試料を採取し，診断を行う方法であり，鉗子生検，穿刺生検，試験切除などがある．

□実験動物や培養細胞を主に用いて，疾患の原因や治療のために行う研究を実験病理学という．

2. 疾病の分類　■■■■■

□出生前に疾病が発生する疾患を先天性疾患といい，血友病や奇形（サリドマイドによるアザラシ肢症など）がこれにあたる．

□遺伝性疾患として血友病，非遺伝性疾患としてアザラシ肢症などがあげられる．

□先天性梅毒は，先天性の非遺伝性疾患に分類される．

□出生後に疾病が発生する疾患を後天性疾患といい，外因の影響が大きく，感染症，動脈硬化症，癌などがこれにあたる．

□血管や神経により病態が全身に波及する疾患を全身性疾患といい，敗血症や血管炎，アミロイドーシスがこれにあたる．

□病変が局所に限局される疾患を局所性疾患といい，良性腫瘍や早期胃癌などがこれにあたる．

□臓器や組織に形態の変化がみられる疾患を器質的疾患という．

□臓器や組織に形態の変化がみられない疾患を機能的疾患といい，ノイローゼなどの一部の精神疾患などがこれにあたる．

□原発性とは，「最初の」という意味であり，2つ以上の疾病が生じた時，最初に出現した疾病を原発性疾患といい，その疾患が原因となって発生した疾病を続発性疾患という．

□原因不明の疾病を特発性疾患または本態性疾患といい，特発性血小板減少症や本態性高血圧症などがこれにあたる．

□急性灰白髄炎（ポリオ）は，90％以上が乳幼児に発症し，小児疾患に分類される．

3. 病変と症候　■■■■■

□病的状態の変化を病変といい，病変により起こる病的現象を症候または症状という．

□患者自身が感じることができる症状を自覚症状といい，倦怠，疼痛，熱感，食欲不振，呼吸困難，悪心などがこれにあたる．なお，倦怠とは「だるさ」，悪心は「気分が悪い」ことである．

□患者以外の第三者が客観的に把握できる症状を他覚症状といい，例えば，血液検査，心電図，画像診断，肝腫などがこれにあたる．

□同時に起こる複数の症状を一つにまとめた概念や疾病を症候群（シンドローム）という．

4. 疾病の経過　■■■■■

□生体恒常性から逸脱し，身体的また精神的に機能が障害された状態を疾病という．

□疾病は，時間経過によって「潜伏期→発病初期→進行期→最盛期→消退期→回復期」などと呼ばれる．

□目立った自覚症状がない，症状がでるまでの期間を潜伏期という．

□急性期とは，症状が急激に現れる時期のことである．なお，病気になり始めの時期でもある．

□慢性期とは，病状は比較的に安定し，病気の進行が穏やかな時期のことである．

□終末期（ターミナル期）とは，治癒の可能性がなく，数週間〜半年程度で死を迎えるだろうと予想される時期をいう．

5. 予後および転帰

□疾病の結末を転帰といい，疾病の今後の予測を予後という．

□疾患から回復できる場合が予後良好であり，回復せず死の転帰をとる場合が予後不良である．

B. 病 因

1. 病因の一般

□疾病の原因を病因といい，内因と外因に分かれる．
- 内因：人種，性，年齢，遺伝的素因，体質，内分泌障害，ストレス，免疫をいう
- 外因：飢餓，栄養障害，物理的要因，化学的要因，生物学的要因をいう．なお，物理的要因とは，機械的因子，温度，放射線，電気，気圧をいう．

□疾病は，内因と外因の相互作用によって引き起こされることが多く，免疫の低下（内因）を背景として細菌感染（外因）が生じる．

2. 内 因

□病気にかかりやすい身体状態を疾病の素因という．

□素因は，一般的素因と個人的素因に分けられる．
- 一般的素因：年齢，性別，人種，臓器をいう．
- 個人的素因：体質（アレルギー体質や滲出性体質など）をいう．

□年齢素因の例を表1に示す．

□小児の悪性腫瘍として，腎臓のウィルムス腫瘍，肝芽腫，神経芽腫，網膜芽腫，白血病などがあげられる．

□ホルモンや生活習慣の違いにより男女間で発生頻度の異なる疾患がある．

表1　年齢素因

新生児期	奇形，代謝異常，羊水吸引，肺硝子膜症，先天性梅毒
小児期	麻疹，水痘などの感染症
壮年期以降	生活習慣病

- ・男性に多い疾患：動脈硬化，高血圧，心筋梗塞，脳梗塞がある．
- ・女性に多い疾患：自己免疫疾患（関節リウマチなど），胆石症，鉄欠乏性貧血，骨粗鬆症がある．
- ・男性に多い癌：胃癌，肺癌，食道癌，肝癌がある．
- ・女性に多い癌：甲状腺癌，胆嚢癌がある．

□人種素因として，「日本人には胃癌，子宮癌，脳卒中などが多いが，欧米では大腸癌，乳癌，心筋梗塞などが多い」などがあげられる．

□臓器によって罹患する疾患が異なる．例えば，肝炎ウイルスは肝臓に炎症を起こすが，膵臓には起こさない．

□個人的素因は体質ともいわれ，遺伝の影響を強く受け，さらに環境による修飾を受ける．例えば，アレルギー体質，滲出性体質，胸腺リンパ体質，特異体質がある．

□内分泌腺の機能低下や機能亢進によって疾患が発生する．例えば，甲状腺の機能亢進ではバセドウ病，甲状腺の機能低下ではクレチン病，粘液水腫がある．

□クッシング症候群とは，副腎皮質ホルモン（コルチゾル）の過剰分泌により起こり，副腎過形成，副腎腫瘍，下垂体腺腫などが原因となる．

□アジソン病は，両側副腎の後天性病変による副腎皮質ホルモンの分泌低下により起こる．

□成長ホルモンの過剰分泌では，末端肥大症や巨人症などが起こる．

□成長ホルモンの分泌低下では，成長ホルモン分泌不全性低身長症などが起こる．

□ヒトの素因や体質の多くは，遺伝子によって決定される．

3. 外　因 ■■■■■

□ビタミン欠乏症を表2に示す．

□ビタミンには，水溶性と脂溶性があり，ビタミンA・D・E・Kが脂溶性ビタミンである．

表2　ビタミン欠乏症

ビタミンA欠乏	夜盲症，皮膚角化症
ビタミンB1欠乏 （チアミン）	脚気
ビタミンB2欠乏 （リボフラビン）	口角炎，舌炎
ナイアシン欠乏 （ニコチン酸）	ペラグラ
ビタミンB12欠乏	悪性貧血
ビタミンC欠乏 （アスコルビン酸）	壊血病
ビタミンD欠乏	くる病，骨軟化症
ビタミンK欠乏	出血傾向

□体内に比較的多く存在する無機質として，ナトリウム，カリウム，カルシウム，マグネシウム，鉄などがあげられる．

□体内に微量しか存在しないが，ヒトに必要不可欠な無機質として，コバルト，銅などがあげられる．

□代用的な無機質の過不足によって生じる疾患を**表3**に示す．

表3　無機質の過不足

鉄の不足	鉄欠乏性貧血
鉄の過剰	血鉄症，ヘモクロマトーシス
銅の過剰	ウィルソン病
カルシウムの不足	テタニー

□高熱によって生じる損傷のことを熱傷という．

□熱傷の重症度には範囲（熱傷面積）および深さ（熱傷深度）が関わる．

□熱傷は，その深度によって1度から3度に分類される．

・第1度熱傷：傷害の深さは表皮までであり，皮膚の発赤・疼痛を認めるが，数日で瘢痕を残さず治癒する．

・第2度熱傷：傷害の深さが真皮に達し，発赤・疼痛に水疱を伴い，深度により表在性と深在性に分ける．

- ・第3度熱傷：傷害の深さが皮膚全層から脂肪・筋肉などの皮下組織に及び壊死し，疼痛を伴わず，強い瘢痕を生じる
□体表面積20％以上の広範囲熱傷の場合，局所の障害より熱傷ショックや感染などの全身的な影響が問題となる．
□比較的に低い温度でも持続的に加熱されると，傷害が深部に及び，高度の傷害が生じる場合があり，これを低温熱傷と呼ぶ．
□低温によって生じる損傷を凍傷といい，以下のように分類される．
- ・第1度凍傷：表皮のみの損傷で，紅斑を生じる．
- ・第2度凍傷：真皮までの損傷で，水泡を形成する．
- ・第3度凍傷：皮下組織まで損傷を受け，壊死を示す．
□放射線とは，エネルギーをもつ電磁波と粒子の総称であり，電離放射線と非電離放射線に分けられる．通常，医療において「放射線」という場合，電離放射線を指す．
- ・電離放射線：照射された物質に電離（イオン化）を起こす高エネルギーの放射線をいう．
- ・非電離放射線：照射された物質に電離を生じない放射線をいう．
□電離放射線は，電磁放射線と粒子線に分けられる．
- ・電磁放射線：X線，γ線がある．
- ・粒子線：α線，β線，電子線，中性子線，陽子線がある．
□放射線の細胞や組織への影響は，細胞の増殖能や再生能に依存し，増殖能および再生能が高いほど影響が大きく，これをベルゴニー・トリボンドーの法則と呼ぶ（表4）．

表4　放射線感受性

高感受性細胞	造血細胞，精祖細胞，卵母細胞，腸上皮細胞，リンパ節細胞
中間的感受性細胞	肝臓，腎臓，膵臓，肺
低感受性細胞	筋細胞，神経細胞

□放射線被爆は，放射線を発するものが体の外にあるか内にあるかで，外部被爆と内部被爆に分けられる．なお，放射性ヨードやセシウムが体内に入るものなどが内部被爆である．
□放射線による生体への傷害は，数時間〜数日の潜伏期間である急性傷害と，長期潜伏期間の後に現れる晩期傷害に分けられる．

・急性傷害：下痢，下血，脱毛，白血球減少，血小板減少（出血傾向），不妊が生じる．

・晩期傷害：白血病，癌，白内障，寿命の短縮が生じる．

□電気による傷害では，交流は直流に比べて危険である．その理由は，筋組織の激しい痙攣収縮をきたすためである．

□主な腐食毒（接触によって障害を生じる物質）を**表5**に示す．

表5　腐食毒

蛋白凝固性物質	塩酸，硫酸，硝酸，昇汞
蛋白溶解性物質	苛性ソーダ，苛性カリ

□主な化学的因子による中毒に関して**表6**にまとめる．

表6　化学的因子による中毒

動物毒	蛇毒，フグ毒（テトロドトキシン）
植物毒	サポニン，茸毒，カビ毒（アフラトキシン）
一酸化炭素	ヘモグロビンの結合力が酸素の 200 倍，窒息死
青　酸	細胞呼吸を停止させる
ベンゼン	神経毒，再生不良性貧血

□われわれの周辺に存在し，体内に取り込まれることでホルモンのように働いて内分泌系に影響を与える物質を内分泌攪乱物質という．例えば，ビスフェノール A，ダイオキシン類，PCB（ポリ塩化ビフェニル），DDT（ジクロロジフェニルトリクロロエタン）などがある

□医療行為が原因で生じる疾患のことを医原病（医原性疾患）という．例えば，薬の副作用，X 線検査，予防接種，院内感染がある．

□主な医原病（薬の副作用）を**表7**に示す．

表7　医原病（薬の副作用）

聴覚障害	ストレプトマイシン
スモン病	キノホルム
アザラシ肢症	サリドマイド

□主な環境汚染物質に関して**表8**にまとめる．なお，病原微生物に関しては公衆衛生学を参照いただきたい．

表8　環境汚染物質

有機水銀（メチル水銀）	水俣病，中枢神経症状
カドミウム	イタイイタイ病，腎障害，骨軟化症
硫黄酸化物	四日市喘息
ポリ塩化ビフェニル（PCB）	カネミ油症
6価クロム	鼻中隔穿孔

C. 細胞障害と修復

1. 萎　縮　　　　■ ■ ■ ■ ■

□正常の大きさまで発育した組織や臓器の容積がなんらかの原因により縮小することを萎縮という．

□萎縮は，細胞数の減少（数的萎縮）または細胞の大きさの縮小（単純萎縮），もしくはその両方によって起こる．

□はじめから臓器や組織の発育が不十分なものを低形成という．また，発育がない状態を無形成という．

□老人性萎縮は，加齢による萎縮で生理的な萎縮である．

□老人性萎縮は，脳，心臓，肝臓，筋などで特にみられる．

□老人性萎縮では，消耗性色素（リポフスチン）が細胞内に沈着する．

□退縮は，比較的に若い時期から進行する生理的な萎縮であり，胸腺などでみられる．

□「出生直後にみられる副腎の胎児性皮質の萎縮」や「出生後の動脈管や卵円孔の退縮閉鎖」は生理的な萎縮である．

□圧迫性萎縮は，組織や臓器の持続的圧迫による組織の循環障害が原因となる萎縮である．

□圧迫性萎縮の例として，腫瘍や大動脈瘤による骨の萎縮や，水頭症における脳実質の萎縮，水腎症による腎実質の萎縮，コルセット肝があげられる．

□尿管結石や腫瘍による尿管の閉塞によって，尿が腎盂にうっ滞し，腎実質が圧迫されて萎縮したものを水腎症という．

- □ コルセットや帯の長期常用による肝表面の圧迫萎縮をコルセット肝という.
- □ 神経性萎縮は，神経の障害により，その支配下の臓器・組織に生じる萎縮いう.
- □ 神経性萎縮の例として，神経切断による筋の萎縮や筋萎縮性側索硬化症があげられる.
- □ ホルモンの分泌停止や低下により，その支配下の臓器・組織に生じる萎縮を内分泌性萎縮という.
- □ 内分泌性萎縮の例として，下垂体機能失調（シーハン症候群など）による甲状腺や副腎皮質，性腺などの萎縮，閉経後の女性の乳腺や子宮などがあげられる.
- □ 無為性萎縮（廃用性萎縮）は，臓器・組織が正常な機能の停止・抑制を受けて萎縮が起こるものである.
- □ 無為性萎縮の例として，長期間のギブス固定による骨格筋の萎縮や眼球摘出後の視神経萎縮などがあげられる.

2. 変 性　■■■■■

- □ 傷害された臓器の細胞・組織に，ある種の物質が過剰に増加，または異常な物質が沈着している状態を変性という.
- □ 沈着する物質は，必ずしも非生理物質ではなく，水，電解質，脂質，蛋白質などの沈着もみられる.
- □ 変性の分類とその特徴を表9に示す.
- □ 糖原変性は，核や細胞質に糖原（グリコーゲン）が蓄積したもので，糖代謝異常による糖原病がこれにあたる.
- □ 石灰変性は，壊死組織や瘢痕組織，古い結核病巣，粥状動脈硬化巣などに生じる.
- □ 副甲状腺機能亢進症やビタミンD過剰症などで高カルシウム血症が生じ，肺胞壁や腎尿細管など全身性に石灰沈着が起こる.

3. 壊死と死　■■■■■

- □ 細胞死には，生理的なプログラムされた細胞死であるアポトーシスと病的な細胞死である壊死がある.

第6章 病理学概論

表9　変性の分類と特徴

空胞変性	・水やナトリウムの細胞内蓄積により大小の空胞がみられる ・水様変性とも呼ばれる
混濁腫脹	・実質臓器の割断面が膨隆し，混濁することである ・感染や中毒症でみられる
硝子滴変性	・大小不同の蛋白質顆粒が細胞質にみられる ・ネフローゼ症候群の腎尿細管上皮などにみられる
硝子様変性	・結合組織中に均質で，無構造な硝子質が現れる病的過程である ・熱傷，心筋梗塞などの瘢痕にみられる
角化変性	・刺激により角化が亢進したものである ・たこ，魚の目がこれに相当する
アミロイド 変性	・異常蛋白であるアミロイドが血管壁，細胞・組織に沈着する
脂肪変性	・肝臓や腎臓でよくみられる ・酸素欠乏，薬物中毒，感染などでみられる

□局所的な細胞・組織の死を壊死といい，壊死巣の細胞には核の消失や細胞の崩壊がみられる.

□壊死の種類には，凝固壊死と融解壊死がある.

□細胞・組織の蛋白質が凝固する型の壊死を凝固壊死と呼び，心・腎の貧血性梗塞で典型的な凝固壊死がみられる.

□結核結節にみられる乾酪壊死（中心部がチーズのようにみえる）も凝固壊死の一つである.

□壊死組織が軟化・融解して液状となったものを融解壊死と呼び，脳梗塞などが典型的であり，脳に融解壊死が生じて脳軟化症がみられる.

□壊死組織に腐敗菌の感染が生じて腐敗した状態を湿性壊疽という.

□壊死巣の水分が蒸発・乾燥し，感染もなく縮小してミイラ化したものを乾性壊疽という.

□遺伝子的にプログラム化された生理的な細胞死をアポトーシスと呼び，周囲に炎症を起こさない.

□アポトーシスでは，細胞の縮小，細胞の断片化（アポトーシス小体），核の凝集，核の断片化などがみられる.

□生体活動の永久の停止が死であり，死後の変化として死冷，死後硬直，死斑，自己融解（自己消化）などがあげられる.

□脳死とは脳幹を含む，全脳髄の不可逆的な機能喪失の状態である．
□脳死の判定基準を表 10 に示す．

表 10　脳死の判定基準

①深昏睡
②瞳孔散大，固定
③脳幹反射消失
④平坦脳波（心電図も同時に確認し連続して 30 分以上かける）
⑤自発呼吸消失
⑥①〜⑤の条件が満たされてから少なくとも 6 時間（生後 12 週〜6 歳未満の者
　では 24 時間）が経過して変化がない場合である．なお，脳死の判定は，臓器
　移植に関わらない 2 名以上の医師によって 2 回の判定を行う

□植物状態は，脳幹の機能が残存し，自ら呼吸できることが多く，回復
する可能性もある．なお，脳死と植物状態は異なる．
□植物状態では，運動・感覚機能や精神活動などは欠如する．

4. 代謝障害　■■■■■

□痛風は，プリン体の最終産物である尿酸が血中に増加して高尿酸血症
をきたし，身体各所で尿酸結晶が沈着し，炎症を引き起こす疾患で
ある．
□痛風の尿酸結晶は，指趾や膝などの関節周囲に沈着し，有痛性の痛風
結節を形成する．
□メラニンの過剰沈着がみられる疾患として，色素性母斑，悪性黒色
腫，アジソン病などがあげられる．
□心不全による肺の慢性うっ血で小出血が生じると，肺胞内にヘモジデ
リンを貪食したマクロファージ（心不全細胞）が出現する．
□黄疸とは，ビリルビンが血中に増加し，組織に沈着して黄色になるこ
とである．
□溶血性黄疸は，血液不適合輸血や Rh 因子母子不適合による胎児赤芽
球症などでみられる．
□ウィルソン病は，銅を運搬する糖蛋白であるセルロプラスミンの欠乏
により起こる銅代謝異常である．

□ウィルソン病では，過剰の銅が脳や肝に沈着し，神経症状や肝硬変をきたす.

5. 肥大・過形成（増生） ■■■■■

□病的刺激に対する生体適応の結果，臓器の容積や重量増加が起こるものを進行性病変と呼び，肥大や過形成（増殖）などがこれにあたる.

□広義の肥大は，「組織・臓器の容積増大」を意味するが，狭義の肥大は個々の細胞の大きさの増加により組織・臓器の容積が大きくなったものを指す. 例えば，肉体労働者やスポーツマンの骨格筋がこれにあたる.

□仕事量増大による肥大を作業肥大という. 例えば，スポーツマンや高血圧患者の心筋肥大がある.

□代償性肥大とは，対性臓器の一側の機能不全時などに，もう一方が機能を代償するために肥大するものを指す. 例えば，腎移植がある.

□実質細胞が萎縮し，その部分が結合組織や脂肪で置換され，肥大してみえるものを仮性肥大という. 例えば，進行性筋ジストロフィーがある.

□過形成（増殖）は，細胞数の増加により組織・臓器の容積が大きくなったものを指す. 例えば，高山生活者の多血球症，ヨード欠乏による甲状腺過形成，乳腺症，前立腺肥大，子宮内膜増殖症がある.

6. 再　生 ■■■■■

□組織の欠損部が残存する同じ種類の細胞・組織によって補填される現象を再生という.

□再生の分類を表11に示す.

表11　再生の分類

未分化芽細胞の増殖による生理的再生	表皮，粘膜上皮，骨髄，睾丸など
新生芽組織の増殖による再生	結合組織，骨組織，軟骨組織など
欠損部よりの延長による再生	末梢神経
再生しない細胞	心筋細胞，神経細胞

□組織・細胞は，その再生能力によって，永久細胞，安定細胞，不安定細胞の3つに分けられる．
　・永久細胞は再生の能力のない細胞をいい，例えば，神経細胞，心筋細胞がこれにあたる．
　・安定細胞は成長後ほとんど再生しないが，刺激が加わると増殖する細胞をいい，例えば，肝臓や膵臓の実質細胞，血管内皮細胞，唾液腺がこれにあたる．
　・不安定細胞は，一生分裂・増殖する細胞，再生能が高い細胞をいい，例えば，表皮，粘膜上皮細胞，造血細胞がこれにあたる．

7. 化　生　■■■■■

□分化成熟した細胞・組織が形態および機能において，他の系統の細胞・組織のものに変化することを化生という．
□一般に，上皮細胞は他種の上皮細胞へ，非上皮細胞は他種の非上皮細胞へ化生する．
□化生は，局所条件の変化に対する一種の適応現象である．
　・上皮細胞の化生の例として，「胃粘膜の腸上皮化生」「気管支・子宮頸部粘膜である円柱上皮の扁平上皮化生」「尿路移行上皮の扁平上皮化生」があげられる．
　・非上皮細胞の化生の例として，外傷性骨化性筋炎があげられる．

8. 異物の処理　■■■■■

□体内の異物の処理方法として排除，器質化，被包などの処理がある．

9. 創傷治癒　■■■■■

□損傷された組織の修復現象を創傷治癒といい，表皮損傷部は周辺の扁平上皮から再生し，真皮結合組織損傷部は肉芽組織で補修された後に瘢痕化する．
□毛細血管，線維芽細胞，炎症細胞からなる幼若な結合組織を肉芽組織という．
□一次治癒（外科的治癒）は，感染もなく最小限の肉芽組織で治癒するものである．
□外科手術などによる傷は，一次治癒にある．

□二次治癒（肉芽形成治癒）は，感染し大量の肉芽と瘢痕を伴い治癒するものである．

□鈍的な外力などによる傷は，二次治癒にあたる．

□創傷治癒遅延に影響を及ぼす因子を表12に示す．

表 12　創傷治癒遅延に影響を及ぼす因子

局所因子	感染，壊死，血液供給不足，酸素供給不足など
全身因子	低栄養，糖尿病，ステロイド薬など

D. 循環障害

1. 充 血

□充血とは，局所の血管内に動脈血が多量に流入した状態で，局所症状として，発赤，温度上昇，膨隆，拍動がみられる．

2. うっ血

□うっ血とは，静脈血の還流が障害され，局所に静脈血がうっ滞した状態である．

□うっ血部は，静脈血の増加のために暗赤色となる．

□左心不全では，慢性肺うっ血や僧帽弁狭窄症が生じる．

□右心不全では，大（体）循環臓器のうっ血が生じる．

□肝硬変では，門脈圧亢進によりメズサの頭と呼ばれる腹壁静脈の拡張や食道静脈瘤，痔核，脾腫，腹水などが生じる．

3. 虚 血

□虚血とは，局所に流入する動脈血が減少した状態で，局所の組織が蒼白，温度低下，容積減少，低酸素，低栄養となる．

□虚血の原因として，動脈硬化症などの動脈壁の病変，血栓症や塞栓症などの動脈内腔の閉塞，腫瘍などによる外部からの機械的圧迫などがあげられる．

□神経性貧血は，動脈の攣縮によるもので，レイノー病などが相当する．

□閉塞性貧血は，動脈硬化や血栓症，塞栓症などによるもので，バージャー病や結節性多発動脈炎などがこれに相当する．

□圧迫性貧血は，周囲の腫瘍や膿瘍などによる圧迫で生じる.

4. 出 血　■■■■■

□出血とは，赤血球を含む血液の全成分が血管外に出ることをいう.

□上部消化管の出血を嘔吐することを吐血といい，胃潰瘍による出血などで生じる.

□呼吸器からの出血を喀血といい，肺結核などで生じる.

□消化管出血による血液が肛門から排泄されることを下血といい，出血の部位や原因により色調などが異なる.

□食道や胃などの上部消化管からの出血では，胃酸などの作用により血液が変色し，黒っぽいタール便となる.

□横行結腸より肛門側の出血では，鮮血便となることが多い.

□血管壁が破れて出血するものを破綻性出血といい，外傷や動脈瘤の破裂がこれにあたる.

□小静脈や毛細血管の小孔が開き，血液が漏れ出すような出血を漏出性出血といい，高度なうっ血や細菌性毒素が原因となる.

□全身に多発性の出血をみる状態を出血性素因（出血傾向）という.

□出血性素因の原因として，血液凝固因子の不足，血管壁の脆弱性，血小板の減少などがあげられる.
　・血液凝固因子の不足：血友病（第Ⅷ・Ⅸ因子欠損），ビタミンKの不足がこれにあたる.
　・血管壁の脆弱性：壊血病（ビタミンC欠乏により血管壁のコラーゲン形成が障害）がこれにあたる.
　・血小板の減少：血小板減少性紫斑症がこれにあたる.

□悪性腫瘍，大手術，細菌などによる刺激によって，血液の凝固が亢進し，多発性にフィブリン血栓が形成され，血小板と凝固因子が大量に消費されて出血傾向を招くものを播種性血管内凝固症候群（DIC）という.

5. 血栓症　■■■■

□凝固した血液を血栓といい，生体の心臓や血管内で血栓が形成された病的状態を血栓症という.

□血管壁障害，血流異常，血液性状の変化などが血栓形成の原因となる.
　・血管壁障害：炎症などで血管内壁が粗造となり，血栓形成が容易になる. 血管炎，弁膜炎，動脈硬化症がこれにあたる.
　・血流異常：血液の流れが停滞し，血栓形成が容易になる. うっ血性血栓症，拡張性血栓症がこれにあたる
　・血液性状の変化：血液の粘稠度が増加し，血栓形成が容易になる. 多血症，脱水がこれにあたる.
□血栓形成は，一般に静脈系に多く発生する.
□血栓は，ときに剥離して血流によって運ばれ，血管腔を閉鎖して血栓塞栓症を引き起す.

6. 塞栓症 ■■■■■

□異物が血管内やリンパ管内に入り，血管やリンパ管を閉塞した状態を塞栓症という.
□塞栓症の塞栓には，血栓，ガス（空気），脂肪，腫瘍，細胞塊などがある.
□塞栓症の原因の中で血栓塞栓が最も多い.
□動脈塞栓は，脳，腎臓，脾臓に多く，静脈塞栓は肺で多くみられる.
□異性塞栓症とは，心臓の卵円孔開存により静脈性塞栓が動脈に入り，全身に動脈性の塞栓症を起こすものをいう.

7. 梗　塞 ■■■■■

□動脈の閉塞により，その支配領域が虚血性の壊死に陥ることを梗塞という.
□梗塞には，終動脈の閉塞による貧血性梗塞（白色梗塞）と，血液の流入経路が2つある臓器などで起こる出血性梗塞（赤色梗塞）がある.
□貧血性梗塞は，心臓，腎臓，脳などでみられ，梗塞巣の初期は赤色だが24〜48時間で蒼白となる.
□出血性梗塞では，梗塞巣に出血を生じ，肉眼的に赤色となり，肺や肝臓，腸などの梗塞でみられる.
□心房細動では，心臓内に血栓を生じやすく，この血栓が脳に運ばれ，脳で血栓塞栓症や脳梗塞を引き起こしやすい.

8. 浮 腫 ■■■■■

☐ 循環障害の結果，組織内の間質に多量の組織液が増加した状態を浮腫という.

☐ 浮腫の成因には，毛細血管圧の上昇，血管透過性の亢進，血漿膠質浸透圧の低下，リンパ管の閉塞，ナトリウムの組織内貯留などがある.

☐ 低アルブミン血症では，血漿膠質浸透圧が低下し，全身性の浮腫が生じる.

☐ ネフローゼ症候群では，多量の蛋白尿が出るため，低アルブミン血症を生じる.

☐ 左心不全では，肺うっ血が生じ，肺水腫を引き起す.

☐ 右心不全では，全身のうっ血，全身性の浮腫が生じる.

☐ 肝硬変では，肝うっ血や門脈圧亢進が生じ，腹水が貯留する.

☐ リンパ節摘出では，術後にリンパ液の流れが妨げられ，浮腫の原因となる. 例えば，乳癌手術における腋窩リンパ節の摘出後よって上肢に浮腫が生じる.

☐ フィラリア症では，フィラリア糸状虫がリンパ管を閉塞し，浮腫の原因となる.

9. 脱 水 ■■■■■

☐ 脱水症には，水分喪失による高張性脱水とナトリウム喪失による低張性脱水がある.

☐ 水分喪失による脱水症は，水分の摂取不足，多量の発汗，多尿などで生じ，水分の不足が大きくなり高張性脱水となる.

☐ ナトリウム喪失による脱水症は，嘔吐，下痢，発汗による多量の体液の喪失に対して水だけを補給した場合や利尿剤を大量使用した場合などで発生し，低張性脱水となる.

☐ 低張性脱水では，口渇感はなく，倦怠感や眩暈，低血圧などの症状を呈する.

10. ショックとは ■■■■■

☐ 急激な全身性の循環障害により，重要臓器の機能維持が困難になった状態をショックと呼び，放置すれば致死的である.

□ショックの一般症状として，血圧低下，頻脈，顔面蒼白，四肢冷感，呼吸不全，冷汗，乏尿・無尿，意識障害などがあげられる．

□出血性ショックは，大量出血による循環血液量の減少により起こるものを指す．

□熱傷性ショックは，広範囲熱傷によって循環血液量が減少し起こるものを指す．

□心原性ショックは，心筋梗塞，弁膜症，不整脈，心筋症などによる心機能の低下によって起こるものを指す．

□敗血症性ショックは，エンドトキシンショックとも呼ばれ，初期には末梢血管の拡張と心拍出量の増加により暖かくなるウォームショック（warm shock）となり，その後に血圧が低下してコールドショック（cold shock）となる．

□神経原性ショックは，脊髄損傷などで血管収縮に関わる交感神経が障害されて血管が拡張し，その結果，血圧が低下してショック状態になったものである．

□アナフィラキシーショックでは，抗原の侵入によりヒスタミンが放出されて血管拡張や血管透過性亢進が起こりショックとなる．

□閉塞性ショックは，血液量は十分であるが，主要な血管が血栓や外部からの圧迫（心タンポナーデ，緊張性気胸）などにより閉塞し，血液循環が妨げられて起こるものを指す．

E. 炎　症

1.　炎症の一般 ■ ■ ■ ■ ■

□炎症とは，細胞・組織を傷害する刺激に対する生体防御反応から損傷された細胞・組織の修復までの一連の現象を指す．

□炎症の5大主徴として，発赤，発熱，腫脹，疼痛，機能障害があげられる．

2.　炎症の原因 ■ ■ ■ ■ ■

□物理的原因，化学的原因，生物的原因で炎症が生じる．
  ・物理的原因：外傷や放射線などがある．
  ・化学的原因：酸・アルカリなどの化学物質がある．

・生物的原因：微生物などがある.

3. 炎症の経過 ■■■■■

□炎症は「細胞・組織の障害→循環障害，滲出→細胞・組織の増生」の経過をとる.
・細胞・組織の障害：細胞や組織が破壊されるとケミカルメディエーターが放出されて炎症が進行する.
・循環障害，滲出：一過性の血管収縮に続き血管拡張が起こり，炎症性細胞の浸潤が生じる.
・細胞・組織の増生：リンパ球，マクロファージ，線維芽細胞などが増殖し，炎症部位に肉芽組織がつくられて組織修復が行われる.

4. 炎症のメカニズムと徴候 ■■■■■

□炎症に関与する細胞の特徴を以下に示す.
・好中球は，急性炎症の主役であり，白血球の 45〜65% を占め，白血球の中で最も多い.
・好酸球は，アレルギー性炎症や寄生虫感染に関与する.
・好塩基球は，肥満細胞と同系統の細胞である.
・単球は，マクロファージへ分化する.
・リンパ球には T 細胞と B 細胞が存在し，炎症の慢性期に多くみられる.
・好中球とマクロファージは貪食作用を示す.
□炎症のケミカルメディエーターとして，細胞由来のヒスタミン，セロトニン，プロスタグランジンや血漿由来のブラジキニンなどがあげられる.

5. 炎症の分類 ■■■■■

□炎症は，その経過により急性炎，亜急性炎，慢性炎に区別されるが，これらの境界は連続的で不明瞭である.
□急性炎症は，主として自然免疫反応で，好中球の浸潤や血管透過性亢進がみられる.
□慢性炎症では，リンパ球が中心となる獲得免疫反応が加わり，肉芽組織の形成や細胞・組織の増生がみられる.

□炎症は，形態により滲出性炎，増殖性炎，特異性炎が分類される.

□通常，滲出性炎は急性炎症に，増殖性炎と特異性炎は慢性炎症に分類される.

□特異性炎は，肉芽腫性炎とも呼ばれる.

□滲出性炎は，その滲出成分の違いにより，漿液性炎，カタル性炎，線維素性炎，化膿性炎，出血性炎，壊疽性炎に分けられる.

　・漿液性炎：滲出物に細胞成分を含まず，血清などの液性成分が主な炎症である.

　・カタル性炎：呼吸器や消化器などの粘膜の炎症で，粘液分泌亢進が著しい炎症である.

　・線維素性炎：線維素（フィブリン）の析出が著しい炎症である. 例えば，ジフテリア，偽膜性大腸炎，絨毛心がある.

　・化膿性炎：滲出物に多量の好中球を含む炎症で，原因菌はブドウ球菌などの化膿菌である. 化膿性炎は，膿瘍，蜂巣炎，蓄膿の3型に分けられる.

　・出血性炎：滲出物に赤血球がみられる炎症で，細胞障害が強い. 例えば，出血性敗血症，インフルエンザ肺炎，出血性膵炎がある.

　・壊疽性炎：腐敗菌感染により腐敗分解が生じた炎症で，組織破壊が強く，悪臭がある. 例えば，肺壊疽，壊疽性虫垂炎，壊疽性胆嚢炎がある.

□細胞・組織の滲出が軽微で，細胞増殖を主体とする炎症を増殖性炎症という. 例えば，肝硬変，間質性肺炎がある.

□特徴的な肉芽腫を形成する炎症を特異性炎といい，肉芽腫性炎とも呼ばれる. 例えば，結核，梅毒，ハンセン病，サルコイドーシスがある.

□肉芽腫とは，刺激物質に対するマクロファージ系細胞による慢性炎症反応で形成される結節で，肉芽腫性炎を特徴づける. なお，「腫」とついているが，腫瘍ではない.

□肉芽腫性炎では，しばしば大型化したマクロファージである類上皮細胞や多核巨細胞の出現を伴う.

F. 免疫異常・アレルギー

1. 免疫の基礎

☐人体にとっての異物を非自己と判定し，排除するための生体防御の機構が免疫である．

☐免疫は，生下時に機能が備わっている自然免疫と，後天的に獲得されていく獲得免疫に分類され，その特徴を表13に示す．

表13 自然免疫と獲得免疫の特徴

	自然免疫	獲得免疫
担当細胞	好中球，マクロファージ	Bリンパ球，Tリンパ球
特 徴	非特異的，早い	特異的，遅い

☐生体に免疫反応を起こす物質を抗原という．

☐抗原となるのは，非自己成分であり，蛋白質，多糖類，糖蛋白質，糖脂質などの高分子化合物である．

☐抗体は，Bリンパ球，形質細胞によって産生される糖蛋白質である．

☐抗体は，抗原に結合して抗原を変性・代謝しやすいようにする．

☐サイトカインは，免疫細胞の分化・活性化や機能のコントロールに関与する．

☐サイトカインには，インターロイキン，インターフェロン，コロニー刺激因子などが含まれる．

☐免疫担当細胞として，リンパ球（Tリンパ球，Bリンパ球），マクロファージ，NK細胞などがあげられる．

☐Tリンパ球は，胸腺由来であり，ウイルス感染細胞や腫瘍細胞を直接破壊する細胞障害性T細胞，免疫応答を促進するヘルパーT細胞，免疫応答を抑制するサプレッサーT細胞などがある．

☐Bリンパ球は，形質細胞に分化し，抗体を産生する．

☐マクロファージは，異物の貪食や抗原提示などの機能を示す．

☐マクロファージや樹状細胞は，貪食した抗原をT細胞に提示する．

☐獲得免疫は，液性免疫と細胞性免疫に大きく分けられる．

☐液性免疫は，主にBリンパ球が分化し産生する抗体が中心となる免疫系である．

第6章 病理学概論

□細胞性免疫は，主に細胞障害性Ｔ細胞などＴリンパ球が中心となる免疫系である．

2. アレルギー反応 ■■■■■

□免疫反応が生体に対して不利に働くものをアレルギーという．

□アレルギーは，その機序によりⅠ～Ⅳ型に分けられる．

□Ⅰ～Ⅲ型アレルギーは反応時間が短いため即時型アレルギーと呼ばれ，Ⅳ型アレルギーは反応に時間がかかるため遅延型アレルギーと呼ばれる．

□Ⅰ～Ⅲ型アレルギーは液性免疫が関与し，Ⅳ型アレルギーは細胞性免疫が関与する．

□Ⅰ型アレルギー（アナフィラキシー型反応）は，抗原が肥満細胞の上のIgEに結合し，肥満細胞からケミカルメディエーター（ヒスタミンなど）が遊離されて症状が出現する．

□Ⅰ型アレルギーの例として，気管支喘息，花粉症，蕁麻疹などがあげられる．

□Ⅱ型アレルギー（細胞障害型反応）は，自己の細胞を抗原として抗体（IgG・IgM）が結合し，補体の活性化やマクロファージの貪食が生じて細胞の障害が生じる．

□Ⅱ型アレルギーの例として，不適合輸血，グッドパスチャー症候群などがあげられる．

□Ⅲ型アレルギー（免疫複合体型反応）は，組織に免疫複合体が沈着し，補体の活性化などが起こり生じる．

□Ⅲ型アレルギー例として，血清病，糸球体腎炎などがあげられる．

□Ⅳ型アレルギー（遅延型反応）は，感作Ｔリンパ球に抗原が作用して細胞性免疫が誘導される反応である．

□Ⅳ型アレルギーの例として，ツベルクリン反応，移植片対宿主病，金属アレルギーなどがある．

3. 自己免疫疾患 ■■■■■

□自己免疫疾患とは，異常な自己免疫反応により自己を異物と判断し排除しようとする疾患の総称である．

□自己免疫疾患として，全身性エリテマトーデス，関節リウマチ，橋本病などがあげられる．

□全身性エリテマトーデス（SLE）は，若い女性に好発する全身性炎症性病変で，蝶形紅斑，発熱，骨破壊を伴わない関節炎，ループス腎炎などが特徴的である．

□全身性エリテマトーデス（SLE）では，血清中に抗核抗体が検出される．

□特定の抗原に対して免疫反応が発生しない状態を免疫寛容という．

□通常は，自己の正常な細胞や組織に対して免疫寛容の状態である．

□免疫寛容の破綻は，自己免疫疾患の原因となる．

4. 免疫不全 ■ ■ ■ ■ ■

□液性免疫や細胞性免疫の機構に異常があり，感染や腫瘍発生に対する抵抗力が弱ったものを免疫不全症候群という．

□免疫不全症候群は，先天性免疫不全とウイルス感染（HIV など）や薬剤などが原因となる後天性免疫不全に分けられる．

□先天性免疫不全には，ディジョージ症候群，ブルトン型無ガンマグロブリン血症，重症複合免疫不全症などがある．

□ディジョージ症候群は，胸腺の欠損あるいは高度低形成による T 細胞系の障害により細胞性免疫が破綻した疾患である．

□ブルトン型無ガンマグロブリン血症は，遺伝子の突然変異が原因で B 細胞が少なく，免疫グロブリン（抗体）が低値となる疾患である．

□重症複合免疫不全症は，T 細胞と B 細胞がともに少なく，液性免疫・細胞性免疫が障害されて重症感染症を繰り返し，1 歳前後で死亡する疾患である．

□ヒト免疫不全ウイルス（HIV）は，CD4 陽性リンパ球（ヘルパー T 細胞）を破壊し，細胞性免疫を障害する．

5. 移 植 ■ ■ ■ ■ ■

□医療における移植とは，臓器や組織を移し替えることを意味する．

□移植される臓器や組織を移植片という．

□移植は，自家移植，他家移植，同種移植（同系移植，異系移植），異種移植に分けられる．

第6章 病理学概論

□患者自身の臓器や組織を移植するものを自家移植という.

□自家移植は，同一個体内の移植であり，拒絶反応は生じない.

□自家移植の例として，自身の健常な皮膚を移植する植皮などがあげられる.

□他者の臓器や組織を移植するものを他家移植という.

□他家移植には，生体移植や脳死移植などがある.

□他家移植において，臓器提供者をドナー，臓器の受容者をレシピエントという.

□同種移植とは，同種族間（人-人間など）での移植であり，同系移植，異系移植に分けられる.

□同系移植は，遺伝子が同じである一卵性双生児間などの移植であり，拒絶反応は生じない.

□異系移植は，遺伝的に異なる同種族間の移植で，拒絶反応が起こりうる.

□異種移植は，異なる種の動物間の移植で拒絶反応が強く，ほとんど生着しない.

□わが国では，心臓，肺，肝臓，小腸，腎臓，膵臓，眼球の移植が可能である（臓器移植法など）.

□拒絶反応とは，移植片の表面に存在する移植抗原を，受容者（レシピエント）の免疫系が異物と認識して排除しようとすることである.

□移植抗原の中で，最も強い反応を示すものが組織適合性抗原である.

□臓器移植の成功のためには，主要組織適合抗原が一致することが望ましい.

□拒絶反応を抑制するために，免疫抑制剤が必要となり，原則一生涯の服用となる.

□免疫抑制剤の副作用として，易感染性や二次発癌などがあげられる.

G. 腫　瘍

1. 腫瘍の定義 ■■■■■

□身体の細胞が正常の細胞分裂のリズムを逸脱し，自律的に異常増殖してできた組織塊を腫瘍といい，新生物とも呼ばれる.

□わが国の死因別疾患では，悪性腫瘍が第1位である.

2. 腫瘍の形態と構造 ■ ■ ■ ■ ■

- □良性腫瘍は，一般に増殖が遅く，膨張性に発育，周囲との境界は明瞭で，組織破壊は少ない．
- □悪性腫瘍は，一般に増殖が速く，浸潤性に発育，周囲と境界は不明瞭で，周囲組織を破壊する．
- □膨張性発育は，周囲組織を圧迫して増殖し，周囲と境界が明瞭な発育様式である．
- □浸潤性発育は，周囲組織に浸潤して増殖し，周囲と境界が不明瞭な発育様式である．
- □腫瘍の色調は，血管が少ないため一般に白色から灰白色となる．
- □腫瘍によっては特有の色を示す腫瘍があり，黒色腫では黒色，脂肪腫では黄色，褐色細胞腫では褐色を呈する．
- □腫瘍の硬さは，腫瘍細胞と結合組織の量の比で決まる．
- □結合組織（特に膠原線維）が多く，硬い癌を硬癌（スキルス）という．
- □結合組織が少なく，軟い癌を髄様癌という．

3. 腫瘍細胞の特色 ■ ■ ■ ■ ■

- □正常細胞と比べた腫瘍細胞の形態異常を異型性という．
  - ・腫瘍細胞では，細胞や核の大小不同がみられる．
  - ・腫瘍細胞では，N/C（核 / 細胞質）比が増大する．
  - ・腫瘍細胞では，DNA（デオキシリボ核酸）の増加による核の濃染がみられる．
  - ・腫瘍細胞では，核小体の顕著化と数の増加がみられる．
  - ・腫瘍細胞では，多数の核分裂像や異常分裂像がみられる．
- □細胞は，細胞内に細胞形態の維持や細胞運動，細胞内輸送に関わる蛋白質からなる細胞骨格をもつ．
- □腫瘍細胞の異型性が高く，発生母地が不明で病理診断ができない場合に，細胞骨格の一つである中間径フィラメント（構成蛋白質が細胞の種類によって異なる）を用いることで診断が容易になることがある．例えば，デスミン（筋細胞），ビメンチン（非上皮細胞），サイトケラチン（上皮細胞），GAPE（脳膠組織）．
- □良性腫瘍と悪性腫瘍の特徴を表14に示す．

表14　良性腫瘍と悪性腫瘍の特徴

	良性腫瘍	悪性腫瘍
増殖速度	遅い	速い
発育形式	膨張性発育	浸潤性発育
分化度	高い	低い
転移	起こさない	起こす
再発	少ない	多い
異型性	弱い	強い

□がん発生は，イニシエーション，プロモーション，プログレッション
　の3段階で説明され，多段階の過程を経て発生すると考えられてお
　り，これを発癌の多段階説と呼ぶ.
　・イニシエーション：発癌因子により遺伝子に変異が生じ，分裂を繰
　　り返した後，不死化して固定する過程をいう.
　・プロモーション：変異・不死化した細胞が，癌化を促進する因子に
　　より増殖する過程をいう.
　・プログレッション：さらに増殖・転移能などを獲得し，臨床的に認
　　識可能な癌となる過程をいう.
□TNM分類は，悪性腫瘍の進展の国際的な指標であり，この分類から
　病期が決められる. なお，Tは原発腫瘍の大きさ，Nは所属リンパ
　節転移の有無，Mは遠隔臓器転移の有無を指す.
□腫瘍細胞が原発巣より離れ，他部位に達して新たに増殖・発育するこ
　とを転移という.
□転移には，リンパ行性転移，血行性転移，播種性転移などがある.
□消化管系の胃癌や大腸癌など，門脈領域の悪性腫瘍は肝臓に血行性転
　移しやすい.
□前立腺癌は骨に，肝癌は肺に，肺癌は脳に，甲状腺癌は肺に血行性転
　移しやすい.
□胃癌などの消化器癌などが左鎖骨上窩リンパ節に転移したものをウィ
　ルヒョウ転移という.
□腫瘍が臓器表層まで達し，種をまくように胸膜や腹膜に転移するもの
　を播種性転移という.

□胸膜や腹膜に播種性転移が生じると，癌性胸膜炎や癌性腹膜炎を呈する．

□胃癌などが両側の卵巣に転移した腫瘍をクルーケンベルグ腫瘍と呼ぶ.

□女性では腹膜のダグラス窩（直腸子宮窩）に，男性では膀胱直腸窩に播種性転移したものをシュニッツラー転移という．

□腫瘍の局所的な影響として，圧迫，管腔閉塞，組織破壊，出血，感染，疼痛などがあげられる．

□骨組織への浸潤による破壊では，病的骨折を起こすことがある．なお，肺癌や前立腺癌で多い.

□腫瘍の全身への影響として，悪液質，全身貧血，全身消耗，感染，発熱，内分泌異常などがあげられる．

□膵臓の内分泌腺であるランゲルハンス島の腺腫（インスリノーマ）では，インスリン過剰分泌により低血糖となる.

4.　腫瘍の発生原因 ■■■■■

□癌発生の外因となる発癌因子として，放射線，化学物質，ウイルスなどがあげられる．

□過去に造影剤として使用されたトロトラストは，α線を出して肝癌や悪性血管腫が多発した.

□発癌物質となる化学物質として，芳香族アミン系物質，アゾ色素，N-ニトロソ化合物などがあげられる．

□エプスタイン・バー・ウイルスは，バーキットリンパ腫や鼻咽頭癌の原因となる.

□ヒトパピローマウイルスは，子宮頸癌や陰茎癌の原因となる.

□ヒトT細胞白血病ウイルス（HTLV-1）は，成人T細胞白血病の原因となる.

□B型肝炎ウイルスやC型肝炎ウイルスは，肝細胞癌の原因となる.

□胃癌の発生には，ヘリコバクター・ピロリ菌の感染の関与が考えられている.

□癌発生の内因として，遺伝的素因，ホルモン，免疫，栄養，癌抑制遺伝子などがあげられる．

□神経線維腫症（フォンレックリングハウゼン病）や家族性大腸ポリポーシスは，常染色体優性遺伝の疾患である.

□ 腫瘍細胞にホルモン受容体が存在し，ホルモンの影響を受ける腫瘍を
ホルモン依存腫瘍という．例えば，前立腺癌，乳癌，子宮内膜癌，
卵巣癌，甲状腺癌，下垂体腫瘍，副腎皮質腫瘍などがある．

□ 発癌を抑制するがん抑制遺伝子として，Rb，p53，BRCA1 などが知
られている．

5. 腫瘍の分類 ■ ■ ■ ■ ■

□ 腫瘍は，発生母地から上皮性腫瘍と非上皮性腫瘍に分けられ，さらに
良性腫瘍と悪性腫瘍に分類される．

□ 悪性上皮性腫瘍は癌腫，悪性非上皮性腫瘍は肉腫ともいわれる．

□ 腫瘍の分類を**表 15** に示す．

表 15　腫瘍の分類

良性上皮性腫瘍	乳頭腫，腺腫
悪性上皮性腫瘍 （癌腫）	扁平上皮癌，腺癌，移行上皮癌
良性非上皮性腫瘍	線維腫，血管腫，脂肪腫，筋腫（平滑筋腫，横紋筋腫）， 骨腫，軟骨腫，神経線維腫，神経鞘腫など
悪性非上皮性腫瘍 （肉腫）	線維肉腫，血管肉腫，脂肪肉腫，筋肉腫（平滑筋肉腫，横 紋筋肉腫），骨肉腫，軟骨肉腫，白血病，悪性リンパ腫など

□ 乳頭腫は，表皮や粘膜の細胞が乳頭状に増殖したものである．

□ 乳頭腫は，発生母地により，扁平上皮乳頭腫，移行上皮乳頭腫，円柱
上皮乳頭腫の 3 種がある．

□ 扁平上皮癌は，重層扁平上皮から発生し浸潤増殖する．

□ 扁平上皮癌は，その分化度により高分化，中分化，低分化に分けられ
る．

□ 高分化の扁平上皮癌は，増殖した癌胞巣の中心部に，しばしば角化性
変化である癌真珠がみられる．なお，低分化の扁平上皮癌では癌真
珠はほとんどみられない．

□ 上皮内癌とは，癌が上皮基底膜を超えて浸潤せず，上皮層内にとどま
るものである．

□異型性が高度な癌腫で，扁平上皮癌・移行上皮癌・腺上皮癌の性格を示さないものを未分化癌という.

□未分化癌は発育増殖が速く，早期に転移し予後不良である.

□食道癌や子宮頸癌には，扁平上皮癌がみられる.

□肺癌では腺癌が最も多いが，扁平上皮癌もみられ，喫煙との関連が考えられている.

□小児に発生する悪性腫瘍には，ウィルムス腫瘍（腎芽腫），肝芽腫，神経芽細胞腫などがある.

□骨肉腫は，若年者に発生しやすい.

どこでもポケット
スタンダード鍼灸国試対策 上巻
【120分講義 Web 動画付き】

発　　行	2023年7月7日　第1版第1刷©
編　　集	医療系国試対策研究会
発 行 者	濱田亮宏
発 行 所	株式会社ヒューマン・プレス 〒244-0805　横浜市戸塚区川上町167-1 電話 045-410-8792　FAX 045-410-8793 https://www.human-press.jp/
装　　丁	五十嵐麻奈美
印 刷 所	株式会社アイワード

ISBN 978-4-908933-45-5　C 3047

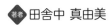
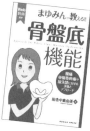
CONTENTS

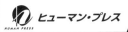 ヒューマン・プレス

〒244-0805 神奈川県横浜市戸塚区川上町 167-1
TEL：045-410-8792　FAX：045-410-8793
ホームページ：https://www.human-press.jp/

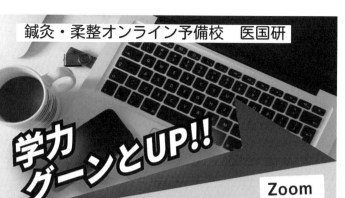

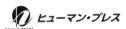